実践可能なユースケースがたくさん！

医療者 のための
ChatGPT

著者

松井健太郎
国立精神・神経医療研究センター病院

香田将英
岡山大学学術研究院医歯薬学域

吉田和生
慶應義塾大学病院

面倒な
事務作業，
自己学習，
研究・論文
作成にも！

株式
会社 **新興医学出版社**

ChatGPT for Medical Professionals

Kentaro Matsui
Masahide Koda
Kazunari Yoshida

©First edition, 2023 published by
SHINKOH IGAKU SHUPPAN CO., LTD., TOKYO.
Printed & bound in Japan

はじめに

　ChatGPT の登場は，私にとって大変衝撃的でした（まさに表紙の猫のイメージ）．

　当時連載していたコラムのネタ出しを ChatGPT にお願いしてみたとき，ポンポンポンと 10 個くらい即座にアイデアを出力してきてびっくり．いろいろと人工知能（AI）を用いたサービスはこれまでもありましたが，「アイデアを提案」されたのは初めての体験でした．

　さらに数日後，海外の共同研究者にメールをしようと思った時でした．内容を箇条書きにし，ChatGPT に「英語にして」とお願いしたところ，今まで書いたこともない，スマートな英文テキストがものの数十秒で出力されたのです．

　英語のお作法は意外と難しい．1 つのメールを作るのだって，苦労したものです．成書を開いてテンプレート構文を一生懸命探したり，思いついた英語のフレーズを""で囲ってググったり（よく使用される表現かどうか調べる方法です）──これまでの苦労が走馬灯のように頭を駆け巡り，私は感動を超えてブルブルと身震いしました．これが ChatGPT か！

　私はこういう「ちょっと楽できるテクニック」が生来的にとても好き（圧力鍋とかルンバとか，ななめドラム洗濯乾燥機とかが大好き！）．なので，twitter（現 X）に「こんなことできたよ！」「あんなことできたよ！」と無邪気に書き溜めていたところ，「情報共有しませんか」とお声がけくださったのが本書の共同執筆者である吉田和生先生でした．オンラインでお話しするなかで，同じく共同執筆者の香田将英先生をご紹介いただいたので，執筆を担当した 3 人は吉田先生が繋いでくださったご縁，ということになります．

　私がポンコツなので，吉田先生，香田先生が大変がんばってくださいました．プロローグでは ChatGPT の登録方法から，その仕組みについて，香田先生にわかりやすくご解説いただきました．第 1 章では「ChatGPT の基本と原則」と題し，ChatGPT の基本的な動作について解説し，第 2 章では「医療の現場での実践的活用法」として，医療現場におけるさまざ

88002-926 JCOPY

まなケースを挙げています（これらは私，松井が担当しています）．第3章では「自己学習への活用法」と題して，知識や情報の要約・理解しやすい表示の仕方について香田先生にご提案いただきました．第4章「研究・論文作成への活用法」は英語論文執筆の各フェーズにおいてどのようにChatGPTを応用するか．吉田先生にまとめていただいた，大変な力作となっています．

　本書はChatGPTに馴染みがない方を対象としつつ，すでにChatGPTを使いこなされている方にも「これは知らなかった！」と，何かしら気づきがあれば，という思いで執筆したものです．それもあって，だいぶ守備範囲広めというか，カジュアルな解説があったかと思えば，えらい専門的だったり，意識高！みたいな箇所があったりと，幾分カオスな構成となっています．

　よろしければ興味のないところはどんどん読み飛ばしていただき，面白いな，使えるな，という箇所があれば，手法を真似したり，もっといいプロンプトに改良したり，といった形でご活用いただけたら，と思います．

　ChatGPTは余計な業務を減らすポテンシャルを大いに秘めていますし，自分なりの有効活用法を見出した瞬間の楽しさったらないです！　この書籍をきっかけに，医療に携わるどなたかが，少しでも幸せになってくれたら嬉しいですね．

　ちなみに私自身はAIの仕組みに詳しいわけでもなく，いうほどアーリーアダプターでもなく，そのへんのChatGPTファンのおじさんに過ぎません．お声がけくださり，かつ最後までサポートしてくださった新興医学出版社の石垣さん（どうして私をご指名くださったのか未だに謎です），また私をリードしてくださった吉田先生，香田先生に改めて感謝申し上げたいと思います．

2023年10月

松井健太郎

CONTENTS

88002-926 JCOPY

第3章　自己学習への活用法

第4章　研究・論文作成への活用法

本書のご使用にあたって

ChatGPT の基本的な考え方と「ChatGPT×医療」の可能性

ChatGPT は敵か味方か

本書では,「医療従事者向けに役立つ ChatGPT 活用法を伝える」ことをコンセプトに,「これから使ってみたい」という方から,「少し触っているけど,活用方法がわからない」という方を対象にしています.高度な生成 AI は ChatGPT 以外にも出てきていますが,それぞれ特徴はあれ,守るべきルールや原理原則は同様のものです.そのため,今回は最初に触りやすい ChatGPT に絞って,その活用法を説明していきます.

ChatGPT をはじめとした生成 AI は,今後さらに発展し,社会で当たり前に使われるようになることが想定されます.文部科学省は 2023 年 7 月に初等中等教育における生成 AI 利用に関するガイドラインおよび大学・高専における生成 AI の取り扱いに関する通知を公表しました[1,2].その中でも,生成 AI を禁止するのではなく,生成 AI の原理の理解や,指示文(プロンプト)に関する工夫や出力の検証など,生成 AI を使いこなす観点を教育活動に取り入れることが推奨されています.「生成 AI ネイティブ」世代が,社会人として臨床現場にやってくるのもそう遠くないでしょう.

『孫子』の一節に「敵を知り,己を知れば,百戦して殆うからず」とありますが,まず ChatGPT は何者なのかを知ることが,「よく知らない敵」として近寄らないままなのか,「味方」として使いこなせるかどうかの鍵になると考えています.そして,ChatGPT を前に「己」に何ができるのか理解することも重要です.本書では,ChatGPT について知り,身の回りで活用できる「型」をお伝えします.型を知れば,そこから自分流の型破りな使い方を見つけるなど,応用も効くからです.

「ChatGPT×医療」の実用的な応用と課題

ChatGPT は,OpenAI が開発した AI(人工知能)モデルの 1 つで

88002-926 JCOPY

す．大量のデータを学習して，人間がつくるようなテキストを生成することができるため，大規模言語モデル（large language models：LLM）とも呼ばれています．特に ChatGPT は，人間と自然に対話しているかのような応答が可能です．例えば，質問に答えるだけでなく，会話の流れを理解し，適切な返答を生成することも可能です．そのため，医療の現場においてもさまざまな応用が期待されています．

医療への ChatGPT の活用例として医療診断支援が挙げられます．残念ながら現状では，ChatGPT の利用には信頼性や倫理的な観点から慎重さが求められており，医療専門知識を持つ人間の判断とは異なる場合があります．したがって，医療従事者は ChatGPT の提供する情報を補完的なものとして受け取るべきであり，最終的な判断は専門家としての知識と経験に基づいて行う必要があります．そうした制限はありつつ，日本でも，2023 年 7 月時点では，透析患者・家族を対象に，透析に関する疑問や愁訴に対して ChatGPT を活用して音声と文字で回答する web アプリが開発されるなど[3]，少しずつ実証実験が始まっています．

「ChatGPT×医療」の多面的な活用

では，現在医療の現場で使えないかというと，そうではありません．医療の現場では診断や治療だけではなく，コミュニケーションや文書作成，メールのやりとりなど，ノンテクニカルスキルも重要です．これらは ChatGPT が真価を発揮し，皆さんのお手伝いをすることが期待できます．

学術雑誌の 1 つである Science 誌に 2023 年 7 月に公開された研究では，専門職のライティング・タスクに ChatGPT を用いることで，平均所要時間が 40％減少し，生産性が 18％上昇したことが報告されています[4]．しかも，ChatGPT を使うことで，より仕事を楽しく感じたと報告されています．

ChatGPT を適切に活用すれば，その恩恵を受けることができます．さらには多言語に対応して処理してくれるところが嬉しいポイントです．例えば，研究活動においても自分の知識を論理的に整理する作業が大部分を占めますが，英語論文を執筆する際に生じる言語の壁の格差を

も減らしてくれることが期待されます．

　本書では，それぞれの章に分け，ChatGPT を活用するポイントについて具体的な事例を明瞭簡潔に紹介していきます．この本を読んで，皆さんが ChatGPT を「自分の味方」として活用できることを期待しています．

　ChatGPT の世界へようこそ！

88002-926 JCOPY

アカウント作成から
使用までの流れ

ChatGPT の登録手順

　ChatGPT の利用にはアカウント作成が必要です．ChatGPT アカウントは無料版と有料版があります．まずは，無料版を登録してみましょう．メールアドレスがあれば作成できます．

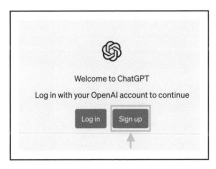

①OpenAI ウェブサイトの ChatGPT（https://chat.openai.com）にアクセスします．
②「Sign up」をクリックして，メールアドレスを入力し，「Continue」をクリックします．もしくは Google，Microsoft アカウントと紐付けることでも登録可能です．

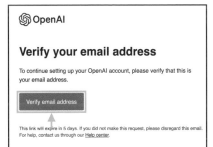

③パスワードを入力して，「Continue」をクリックします．
④入力したメールアドレスに確認メールが届きます．確認メールに記載されている URL をクリックし，「Verify email address」をクリックします．

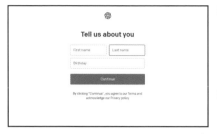

⑤氏名，生年月日，電話番号（090-XXXX-XXXXであれば，＋81 90 XXXX XXXX）を入力します．電話番号は本人確認のためのSMSが届くため，スマートフォンなどの番号を入力するようにしてください．

⑥注意事項の案内が表示されるため，確認したら「Next」「Done」をクリックしてアカウント作成終了です．

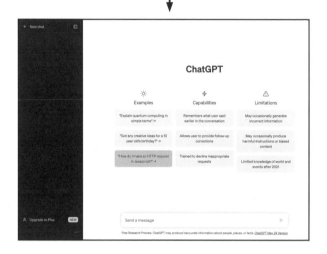

　トップページが表示されました．次回以降は，「Log in」から登録したメールアドレスとパスワードでログインすることができます．早速，画面右下の「Send a message」から指示文（プロンプト）を入力することで使用できますが，使用前に，次頁の個人情報の取扱いに関する設定も併せて確認してください．

88002-926 JCOPY

自分や組織を守るためにすること：個人情報保護について

生成AIサービスの法的背景と現状

　ChatGPTを使用する際にはいくつかの注意点に留意する必要があります．何に注意すべきかよくわからず，単純に「怖い」といった印象を持っていらっしゃる方も少なくないでしょう．これは，自動車運転に似ているかもしれません．交通ルールを学び，技術を磨くことで自動車が運転できるようになるように，最初は不安を感じるかもしれませんが，ルールを学び，コツを掴むことで，ChatGPTは非常に有用なツールとなります．

　生成AIは急速に進歩して，法整備やガイドラインなどは追いついていない状況にあります．政府の個人情報保護委員会は，2023年6月に「生成AIサービスの利用に関する注意喚起等について」[5]を公表し，利用する生成AIサービスの利用規約等を十分に確認するように注意喚起を行っています．現時点で暫定的に注意すべき点として下記の事項が挙げられます．

1. 個人情報や機密性の高い情報を学習に利用されないようにする

　本書執筆時の2023年7月時点では，ChatGPTの利用規約[6,7]に「当社は，当社のAPI以外のサービス（注：本書で紹介している一般の利用方法を含む）からのコンテンツを，当社サービスの開発および改善に役立てるために使用することがあります」と明記されています．これに対応するための方法として2つあります．①チャット履歴・学習の項目をオフにする方法と，②オプトアウト申請を提出する方法です．

①設定画面からチャット履歴・学習の項目をオフにする

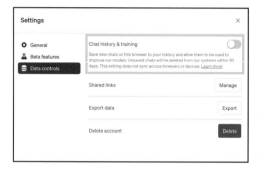

チャット入力画面から，左下の「…」をクリック→Settings→Data controls→「Chat history & training」を無効にする.

　これで，使用したプロンプトは保存されず，学習にも利用されなくなります．注意点として，無効にしている間に作成されたプロンプトのみ対象であり，無効にする前後のプロンプトは学習の対象になっている可能性があります．履歴を残したまま，学習をできないようにしたい場合は，「Chat history & training」はオンのままで，下記のオプトアウト（除外）申請を行います．

②オプトアウト申請を提出する

・プライバシーポリシー（https://openai.com/ja/policies/privacy-policy）からオプトアウトの案内ページにジャンプする，あるいは右の二次元バーコードを読み取り申請フォームにアクセスする.

・メールアドレス（アカウント登録に使用しているもの），組織ID・組織名（フォーム上のリンクから設定画面にジャンプして確認）を入力し，「送信」ボタンを押す.

　ChatGPT を利用するにあたっては，最低限この点は必ず確認しておきましょう.

88002-926 JCOPY

2. 個人情報・機密情報の入力は基本的にしない

　上記設定を案内しましたが，個人情報保護に関する取扱いはやや複雑です．ChatGPT の回答に個人情報が含まれていた場合はさらに注意する必要があります．ChatGPT の回答は不正確な情報で出力されているリスクもあり，その情報の信頼性について適切に判断し扱うことが求められます．

　さらに，医療従事者は，個人情報を保障される権利（守秘義務の原理）を遵守することが求められており，勤務施設で秘密保持の誓約書を入職時に記入していることがほとんどです．現時点では，各学会のプライバシー保護の指針に則った症例報告などの正当な理由なく，個人情報を扱うことは控えることが基本的に望ましいと考えられます[8]．

ChatGPT の特徴

ChatGPT の基本的な仕組み

　ChatGPT は，トランスフォーマー型深層ニューラルネットワークという形式を採用しています．Web 上などの大量のテキストデータを学習し，この学習データを用いることで，ChatGPT は言語パターンや文脈を理解し，与えられた質問や入力（プロンプト）に基づいて意味のある回答や応答を生成することができます．

　ChatGPT は一種の予測モデルであり，与えられたプロンプトの文脈に基づいて，確率的に次の単語やフレーズを予測します．これにより，会話や文章をスムーズに継続させることができます（下図）．

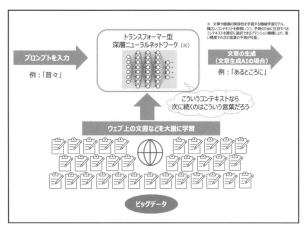

（文部科学省：初等中等教育段階における生成 AI の利用に関する暫定的なガイドライン．2023[1]より抜粋）

　注意点として，ChatGPT は学習データからの予測を行うため，正確性や内容の信頼性には限界があります．その１つに，「ハルシネーション（幻覚）」と呼ばれる現象があり，合理的で一見整然とした文章の中に

88002-926 JCOPY

も誤った情報が混入することがあります．そのため，生成された回答や応答を必ずしも事実として受け取るべきではありません．必ず自身で一次情報源を確認するようにしましょう．

　著作権にも気をつける必要があります．ChatGPT が大規模な言語モデルから直接引用したような文章を出力することもあり，これらの文章をそのまま使用すると，剽窃のリスクが発生します．ハルシネーションの可能性も考慮に入れると，生成された文章の直接使用は推奨されません．生成された内容に対する最終的な責任は，あくまで利用者自身にあることを留意する必要があります．

　また，ChatGPT は学習データに含まれる偏見を反映する可能性がある「バイアス」，および有害や攻撃的なコンテンツを生成する可能性のある「毒性」が含まれることがあります．例えば，「バイアス」は 看護師→女性 といった固定観念を反映する現象であり，「毒性」は人種差別的な発言をしたり不適切な言葉を使ったりするといった問題を指します．

無料版と有料版の違い

　ChatGPT には無料版と有料版（Plus）が存在します．無料版のChatGPT では「GPT-3.5」が使用されていますが，有料版ではさらに進化した「GPT-4」が利用可能です．GPT-4 は，GPT-3.5 に比べて，精度，表現力，対応言語，文脈の理解力など，すべての面で向上しています．さらに，アクセスが集中する時間帯でも，有料版では優先的にサービスを利用できます．さらにはテキストだけでなく画像や Excelファイルの読み込みなど，さまざまな拡張機能が開発されています．そのような利点がある有料版ですが，無料版の GPT-3.5 でも，とても優秀な応答をしてくれます．まずは無料版に慣れてから，有料版に切り替えても良いと考えています．本書では GPT-4 を使用した出力の際には都度その旨を明記するようにしていますので，参考にしてください．

ChatGPT との適切な付き合い方

　まとめると，ChatGPT は大規模な学習データをもとに，文脈を理解し，対話型でテキストを生成することでさまざまな問題解決をする助け

となります．ただし，出力内容は完全ではなく，①個人情報や機密情報の保護に細心の注意を払う，②情報の真偽を確かめるようにする，③著作権の侵害につながるような使い方をしていないか注意する，④バイアスや毒性が含まれる可能性に注意する，ことに配慮することが望ましいです．

　正しく理解し賢い付き合い方を学べば，私たちの生活をもっと便利にしてくれるツールとなってくれます．その助けに本書を活用いただければ幸いです．読み進める過程で，新しい技術をどう活用すれば自分の役に立つのか，自分自身で発見できるはずです．

88002-926 JCOPY

ChatGPT の基本的な使い方

基本的な操作方法の解説

ChatGPT の機能を最大限に活用するために，まず基本的な操作方法を解説していきます．

1. プロンプトの入力

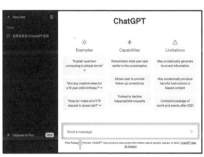

ページ下の「Send a message」のところで質問や指示文（プロンプト）を入力することができます（矢印）．一度プロンプトを入力すると，ChatGPT がタイトルを自動生成し左のサイドメニューに履歴を保存していきます．途中で入力を中断した場合も，再開したいタイトルをクリックすると，続きから始めることができます．新しい話題を始めたい場合は，左上の「+ New chat」から新しいページを作ることができます．

2. 共有用リンクの生成

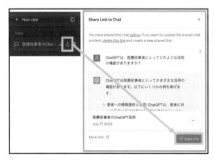

プロンプトの内容と回答を誰かに共有したいときは，共有用リンクを生成すると便利です．左のサイドメニューを選択すると，シェアボタンがあり，ここから第三者に共有するためのリンクを生成することができます．リンクを生成した時点の内容が保存されるため，もし，更新した内容を共有したい場合は，「Share Link to Chat」画面のタイトル横の「…」から「delete this link」で一度リンクを削除してから，再度「Copy Link」をクリックしてリンクを生成する必要があります．

3. 質問と回答内容をデータで保存する

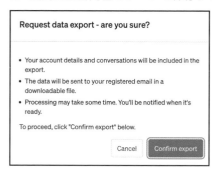

プロンプトの内容と回答内容は，ダウンロード可能なファイルとしてメールアドレスに送ることが可能です．「Setting」→「Data controls」→「Export data」→「Confirm export」からデータを送ることができます．

　上記3つの機能を利用するには，前述のプロローグ③内「設定画面からチャット履歴・学習の項目をオフにする」で言及した「Chat history & training」を有効にしておく必要があります．

4. 回答の再生成

　ChatGPTは与えられたプロンプトの文脈に基づいて，次の単語やフレーズを予測しますが，予測の出力には一定の「ゆらぎ」が与えられており，同じプロンプトでも出力される結果が異なることがあります．一度生成した回答も，プロンプトの入力部分の上に出てくる「Regenerate response」を押せば，同じプロンプトでテキストを再生成してくれます．

　「同じ質問なのになぜ答えが変わるのか」疑問に思う方もいらっしゃるかもしれません．ChatGPTは確率に基づいた一種の予測モデルです．「ゆらぎ」は，創造性を生み出す重要な要素でもあります．回答がいまいちであった場合も，一度でやめてしまうのではなく，何度か再生成してみることをおすすめします．

88002-926 JCOPY

拡張機能の使い方
(Custom instructions, Plugin, Advanced Data Analysis)

プロローグ⑥

拡張機能の使い方
(Custom instructions, Plugin, Advanced Data Analysis)

拡張機能一覧と設定方法

　ChatGPTにはOpenAI社が提供しているさまざまな機能を拡張機能として使うことができます．2023年8月現在は，Custom instructionsが無料版と有料版で，Plugin，Advanced Data Analysis（旧Code Interpreter）が有料版で使用可能です．Plugin，Advanced Data Analysisは実験的な機能での提供であるため，設定画面から「Beta features」に移動し，使いたい拡張機能を有効にしてください．

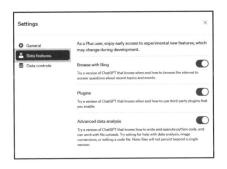

1. Custom instructions

　Custom instructionsは，事前に設定を保存しておくと，その設定を前提に回答を提示してくれる機能です．同じ設定条件のもと指示を出したい際に役に立ちます．例えば，いくつか要約してほしい文章があって，「文章を入力すれば，予め指定したフォーマットで要約してほしい」ときは，Custom instructionsで設定しておけば，新規チャットを開く度に設定を入力する必要がなくなります．左下の名前横のメニュー画面「…（3点リーダ）」をクリックすると，「Custom instructions」の設定ができます．この機能自体は，最初に触ってみる分には必要性はそこまで高くないかもしれません．

2. Plugin

ChatGPTにはさまざまな拡張機能があり，「Plugin」を有効にすることで，それらの拡張機能を使うことができます．「Beta features」で機能を有効にすると，新規チャット開始時に「Plugins」の項目が選択できるようになります．

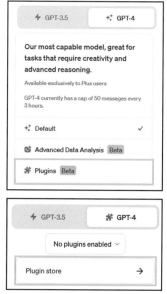

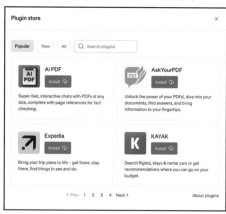

最初は「No plugins enabled」と表示されるので，クリックして「Plugin store」にジャンプしてください．使用したいPluginをインス

88002-926 JCOPY

トールすると，それらの機能が使えるようになります．2023 年 7 月時点では，735 個の Plugin が発表されています．日々新しいものが登場しています．人気のある Plugin は日本語でも紹介記事がネット上に多く存在しますので，欲しい機能で検索すれば，ご自身のやりたいことにあったものが見つかるかもしれません．

3. Advanced Data Analysis

ChatGPT では「Advanced Data Analysis」を有効にすると，テキストファイル，PDF ファイル，表形式データ，画像・動画ファイル等をアップロードし，そのファイルに基づいて，データ解析や画像変換などの指示が可能になります．テキストの入力に限定されていた従来の機能に比べてとても汎用性の高い拡張機能です．

Plugin と同様，新規チャット開始時に Advanced Data Analysis を選択します．すると，テキスト入力欄の左にプラスマークが出現し，ファイルをアップロードすることができるようになります．Advanced Data Analysis を用いた活用法は各章をご参照ください．

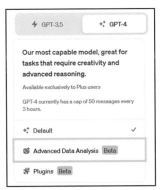

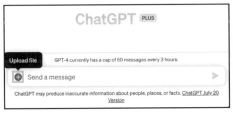

第1章

ChatGPT の基本と原則

　ChatGPT と会話をしていると，まるで人間の相談相手が画面の向こうにいるような気持ちになることがあります．しかし，その実態はプロローグでも示したように，指示文である「プロンプト」に応じ，大規模な学習データをもとに何らかの返答を返す，生成 AI です．

　生身の人間とは異なる部分がたくさんあります．想像を超えるすごい出力を返してくれて感動することもありますが，どうしてこんなムチャクチャな返答が返ってくるんだろう，と呆れ返ることもないわけではないです．

　ChatGPT と向き合う時，われわれ人間側が工夫できるのは入力文であるプロンプトです．プロンプトのフォーマットを整える，特定のキーワードを入れる，といった小技が有効なことがあります．工夫が成功し，打てば響くような反応が返ってくるとこちらも楽しくなります．

　以上を踏まえ，本章では，良いプロンプトを作る上で知っておくと便利な知識をまとめ，「基本と原則」として解説していきます．

　実践的な内容は少ないです．こんなのもう知ってるよ！という方は第 2 章以降に進んでくださいね．

まずは使ってみよう！

 はじめの入力文といえば "Hello World"

"Hello World!" という言葉を聞いたことがあるでしょうか．プログラミングの入門書を読むと必ず紹介されるあれです．プログラミングにおけるお作法なのか，JAVA 入門書であれ，Python 入門書であれ，それはもう必ず紹介されています．

ChatGPT はいわゆるプログラミング言語とはまるで異なるものであることは強調しておきたいのですが，本書でも類書に倣って，ためしに "Hello World!" と入力して送ってみましょう．

 Hello World!

Hello! How can I assist you today?

訳：こんにちは！　なにかお手伝いできることはありますか？

このように英語で親切な挨拶をしてくれました．なるほど．

私から話を振っておいてあれなのですが，そもそも Hello World! ってなんやねん，と思うわけです．私はプログラミング素人なのでよくわかりません．よし，これも ChatGPT に聞いてみましょう．

 「Hello World!」ってなんですか？

「Hello World!」は，プログラミングの世界で非常に一般的な初心者向けのメッセージです．これは，プログラミング言語やフレームワークなどで最初に学ぶことが多いプログラムの一つです．

 88002-926 JCOPY

「Hello World!」プログラムは非常にシンプルで，単にコンピュータに「Hello World」というメッセージを表示するだけのものです．これにより，プログラミングの基本的な構文や動作を学ぶことができます．

例えば，多くのプログラミング言語では，以下のようなコードで「Hello World!」を表示することができます：

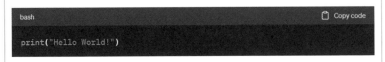

```bash
print("Hello World!")
```

また，他のプログラミング言語でも同様の機能を持つコードが存在します．

「Hello World!」は，プログラミング初心者が自分の環境を設定し，言語やフレームワークが正しく動作するかを確認するためのテストとして使用されることがあります．また，プログラミングの学習教材やチュートリアルの最初の例としてもよく使われます．

したがって，「Hello World!」は，プログラミングの世界における基本的なスタート地点として広く知られています．

※基本的に ChatGPT は英語で問いかければ英語で答え，日本語で問いかければ日本語で答える

　そうそう！　チュートリアル！　私がプログラミングにおけるお作法，と言ったのはまさにこのことなのです！

　私の言いたいことをきちんと言語化してくれて嬉しいです．しかも Hello World!　と出力するコードまで書いてくれました．すごい．嬉しいので感謝してみます．

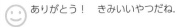 ありがとう！　きみいいやつだね．

どういたしまして！　お褒めの言葉をありがとうございます．私はあなたがお困りのことや質問にお答えするためにここにいますので，お気軽にどんなお手伝いが必要かお知らせください．どんなことでもお手伝いできるよう最善を尽くします．

　ChatGPT は基本めっちゃ「いいやつ」なのです（この点についても後ほど述べます）．

　こんな感じで，本章では ChatGPT の基本的な使い方について，解説しようと思います．

よいプロンプトの実践例

　適切な回答が得られるプロンプトを作成するのはとても重要です（「プロンプトエンジニアリング」という言葉があるほど）.「ChatGPTに書かせた成果物が不出来でがっかり」することはどうしてもありますが、プロンプト次第で想像を超えるほど大化けし、「そう！　これこれ！」と感動することもあります.

　実はChatGPTの開発元であるOpenAIが公式サイトで、"Best practices for prompt engineering"を公開しています.「経験則に基づくもの」という注意書きがありますが、うなずけるものばかり. 本書でも重要なものを抜粋し、いくつか紹介させていただこうと思います.

1. 最新のモデルを使用する

　2023年7月1日現在、ChatGPTではGPT-3.5とGPT-4の2つのモデルが使用可能で、GPT-4が最新モデルです（有料版のChatGPT Plusユーザーのみに開放されています）.

　今回紹介している"Best practices for prompt engineering"が書かれた2022年11月（ChatGPTが登場する直前です）では、"text-davinci-003"がOpenAIが提供する最新モデルでした.

　"text-davinci-003"はChatGPTのプラットフォーム上では使用で

"Best practices for prompt engineering" より抜粋

1. 最新のモデルを使用する
2. プロンプトの始めに「指示」を置き、###や"""を使って「指示」と「文脈」とを分ける
3. 希望する出力形式を例を通じて明確に示す
4. Zero-shotから始め、それがうまくいかなければfew-shotを試す

きません．が，今回はモデル間の違いを比べるため，あえて登場しても
らおうと思います（OpenAIのPlaygroundを使いました）．GPT-3.5
とGPT-4はChatGPT経由の答えを掲載します．

浦島太郎について，2〜3センテンス程度であらすじを教えてください

---

text-davinci-003の場合

> 浦島太郎は妖怪の力を得た少年で，死んだと思われていた父親を捜すためにおおぞら
> を越え，彼の父親が訪れていた妖怪の国「海の中の国」に旅立つ物語です．

GPT-3.5の場合

> 浦島太郎は，日本の民間伝承に登場する物語の主人公です．彼は海で釣りをしていた
> ときに，美しい海の中に入ってしまい，海の中の宮殿で鮮やかな海人姫と出会います．
> 太郎は宮殿で数年を過ごし，最終的には人間の世界に戻りますが，彼が過ごした時間
> は実際の時間よりも遥かに長かったという驚くべき事実が明らかになります．

> 浦島太郎は，亀を助けたおかげで竜宮城に招かれ，その美しい姫と楽しい時間を過ご
> します．しかし故郷への思いに駆られて帰郷すると，そこは数百年後の世界で，開け
> てしまった玉手箱からは老いがあふれ出し，彼は一瞬で老人となってしまいました．

"text-davinci-003"の斜め上のストーリーが気になります．妖怪の
力を得た少年…「うしおととら」かな？

浦島太郎はOpenAIからしてみれば極東の国ジャパーンのローカル
な伝承です．ちゃんと知ってるChatGPT（GPT-3.5およびGPT-4）
がすごい．なんなら"text-davinci-003"も海の中の国に旅立つと理解
している時点で結構すごいです．

とはいえ実務上で使用するとなると，生成物の質が高ければ高いほど
よいですよね．GPT-3.5もなかなかいい線いってますが，物語のキーと
なる亀が出て来ないし，海人（うみんちゅ？）姫とかいう謎のキャラク
ターが出てきてしまいました．

GPT-4はChatGPT Plusユーザーでないと使用できません．加えて
2023年10月現在，「3時間毎に50回まで」と上限が決まっています．
さらにGPT-3.5のほうが出力スピードが早いです．まずはGPT-3.5を

使ってみて，ここぞ，というときにはGPT-4を使用していきましょう．

　プロンプトの内容次第ですが，GPT-3.5では期待した回答が出力されないことがあります．そのため本書では，プロンプトごとにGPT-3.5を使用したのか，GPT-4を使用したのか，を明示していきます（生成文のところに 3.5 ・ 4 と示しています）．

2. プロンプトの始めに「指示」を置き，### や"""を使って「指示」と「文脈」とを分ける

　これはちょっと言葉だけだとイメージしにくいと思うので，"Best practices for prompt engineering"に掲載されている悪い例，良い例をそのまま掲載いたします．

（悪い例）
下に示したテキストを要約し，重要な点について箇条書きで示してください．

{ここにテキストを入れる}

（良い例）
下に示したテキストを要約し，重要な点について箇条書きで示してください．

テキスト："""
{ここにテキストを入れる}
"""

　どれが「私からChatGPTへの指示内容」で，どれが「指示を実行する上での参考となる情報」なのか，を明示しましょう．そのときに ### や"""といった符号を使いましょう，という話です．

　失敗例をお示しします．例えば和訳してもらおうと思ったら…のパターン．

😊 Write a short story on ChatGPT, focusing on the recent model, GPT-4.

上記を日本語にしてください．

88002-926 JCOPY

Once upon a time in the realm of artificial intelligence, a new model emerged that would revolutionize human-computer interactions. It was called GPT-4, the latest creation of OpenAI. As soon as it was unveiled, the world eagerly awaited to see the marvels it would bring.

.......(略. このあと Emily という少女が GPT-4 に出会う長編ストーリーを出力)

　これは，私としては「Write a short story on ChatGPT, focusing on the recent model, GPT-4.」という文章を和訳してほしかったのに，ChatGPT は「ChatGPT に関するストーリーを書け」と命令されたと理解し，それをバリバリ出力した，という構図です．

　めちゃくちゃ熱弁してくれました（かわいい）.

　そこで，先程のアドバイスにしたがってもう一度やってみましょう.

下に示したテキストを日本語に翻訳してください.
テキスト：""" Write a short story on ChatGPT, focusing on the recent model, GPT-4."""

3.5 GPT-4 という最新のモデルに焦点を当てた，ChatGPT に関する短編を書いてください.

　そうそう，この出力をして欲しかったんですよ．ちゃんとアウトプットしてくれました.

　GPT-3.5, GPT-4 ともにとても賢いです．今回は命令文だったので，こんなことになりましたが，通常はあえて符号をつけなくても理解してくれていい感じに返事が返ってきます.

　とはいえ，# とか "" を使ってわかりやすく記述するのは重要（日本語だと「」を使うのも有効です）. 後述の「深津式プロンプト」の基礎となった考え方です．ぜひ意識して使っていくと良いでしょう.

3. 希望する出力形式についてフォーマットの例を通じて明確に示す

　これは雛形を与えてあげると ChatGPT がそれに合わせて対応してくれるよ，という仕組みの紹介です.

ここでは 2023 年の医師国家試験から，統合失調症患者に生じた薬剤性のアカシジア/むずむず脚症候群の症例を引用します（私は精神科医なので，精神科領域の問題を選びました）．

　症例に対する記述をもとに，疑われる病名について ChatGPT に書いてもらいます．まずは特に細かく指定しない場合．

◆ 第 117 回医師国家試験問題　A-33 より抜粋

😊 以下の文章から，疑われる病名について記載してください．

　18 歳の男子．3 か月前から周囲の視線が気になると外出するのを嫌がり，この 2 週間は自宅にいても誰かに部屋の中を覗かれているし，部屋で話す声を盗聴されていると訴えるため，両親に連れられて精神科を受診した．妄想が強いと判断され，抗精神病薬を処方された．服薬 2 日目から足がむずむずすると部屋の中を歩き回ることが多くなり，夜はむずむず感のため，不眠を訴えるようになった．

4 🤖 この 18 歳の男性の症状から推測すると，以下の疑われる病名が考えられます．

1. 統合失調症（Schizophrenia）：視線が気になる，他人に部屋を覗かれていると感じる，会話が盗聴されていると感じるなど，彼の症状は統合失調症の一部を示しています．これらは被害妄想とも呼ばれ，統合失調症における典型的な症状の一つです．抗精神病薬の処方もこの診断を支持しています．
2. 抗精神病薬誘発性アカシジア（Antipsychotic-induced akathisia）：服薬後に足がむずむずするという不快な感覚や，そのために歩き回るようになったという症状は，抗精神病薬の副作用であるアカシジアを示唆しています．アカシジアは内的な落ち着きのなさや運動不能感を伴うもので，しばしば歩き回ることや他の無目的な身体活動を引き起こします．

以上の 2 つの疑われる病名が考えられますが，詳細な診断は医療専門家による適切な評価と診断が必要です．

　これはこれで良いのですが，次にフォーマットを指定してみましょう．年齢，性別，主症状，疑わしい診断を ChatGPT に挙げてもらいます．

😊 以下のテキストに記載されている重要な項目を抽出します．
　まず患者の主訴を抽出し，次に現病歴を抽出し，最後に疑われる病名について記載してください．
フォーマット（箇条書きで）
年齢：

88002-926 JCOPY

性別：
主症状：
疑わしい病名：
テキスト：
18歳の男子．3か月前から周囲の視線が気になると外出するのを嫌がり，この2週間は自宅にいても誰かに部屋の中を覗かれているし，部屋で話す声を盗聴されていると訴えるため，両親に連れられて精神科を受診した．妄想が強いと判断され，抗精神病薬を処方された．服薬2日目から足がむずむずすると部屋の中を歩き回ることが多くなり，夜はむずむず感のため，不眠を訴えるようになった．

4　年齢：18歳
　　性別：男性
主症状：周囲の視線が気になる，部屋の中が覗かれているとの感覚，話す声が盗聴されているとの感覚，強い妄想，足のむずむず感，不眠
疑わしい病名：統合失調症（妄想の症状から），むずむず脚症候群（足のむずむず感から）

　無駄がない記載になりました．ちょっと手直しは必要ですが，なかなかいい感じですよね．

　フォーマットを指定すると，その通り返してくれますよ，という紹介でした．これもいろいろと応用が効きます．

4. Zero-shot から始め，それがうまくいかなければ Few-shot を試す

　Zero-shot と Few-shot，なんのことかわからないと思います．

　"Best practices for prompt engineering" に掲載されている例をまず挙げますね．

Zero-shot の例：
以下のテキストからキーワードを抜き出してください．

テキスト：[テキストを挿入する]
キーワード：

Few-shot の例：
それぞれ対応するテキストからキーワードを抜き出してください．

テキスト1：Stripe は，Web 開発者が Web サイトやモバイルアプリケーションに決済処理を統合するために使用できる API を提供している．
キーワード1：Stripe，決済処理，API，Web 開発者，Web サイト，モバイルアプリケーション

##
テキスト2：OpenAI は，テキストの理解と生成に優れた最先端の言語モデルをトレーニングしています．私たちの API は，これらのモデルへのアクセスを提供し，テキスト処理を伴うほぼすべてのタスクを解決するために使用することができます．
キーワード2：OpenAI，言語モデル，テキスト処理，API．
##
テキスト3：[テキストを挿入する]
キーワード：

なんとなくイメージが掴めたでしょうか．

Zero-shot は素手で戦わせる感じ，Few-shot は武器を持たせて戦わせる，というイメージでしょうかね．ChatGPT は基礎戦闘力が高くて素手でも割と戦えちゃったりはするんですが．

ここでいう武器，つまり，ChatGPT に凡例を与えて，出力内容を調整するのが Few-shot プロンプティングです．In-context Learning とも呼びます．以下に例を挙げます．

> 😊 「左足の裏」を医学的に表現してください．

4 🤖 医学的に「左足の裏」は「左側の足底」と表現することができます．さらに詳細に表現すると，「左側の足底面」や「左側のプランター面」（英語で "left plantar surface"）とも言います．プランターはラテン語由来で「足底」を意味します．

これは Zero-shot プロンプティングです．ラテン語とか出してきてなんだかすごいですが，そういうことじゃあないんだよ．

以下のように Few-shot すると，精度が上がるのがわかります．

> 😊 以下の変換例を参考に，医学的に表現してください．
>
> #変換例
>
> 左側の脇腹→左側腹部
> 右足の甲→右足背部
> 首の後ろ→後頸部

88002-926 JCOPY

右足の脛の前面→右下腿前面
みぞおち→心窩部
#アウトプット
左足の裏

4 左足の裏→左足底部

※ GPT-4 でないとうまく出力されません.

このように，変換例にならって日本語の専門用語を返してくれました！
　思えば，後輩に論文指導するときなど，使える雛形をたくさん渡して
おくと，成果物の完成度が上がったりしますよね．人間も ChatGPT も
このあたりは同じと言っていいんじゃないでしょうか.
　Few-shot プロンプティングはちょっとした工夫が結果に結びつき，
感動することがあります．頑張り甲斐があるので，いろいろ試してみま
しょう.

深津式プロンプト

　マークダウン記法（マークアップ言語である HTML を簡略化し，文書の構成や役割を明示するもの）のようにプロンプトを記載していくことで，ChatGPT により細やかなお願いをする方法があります．考案者の名前（深津貴之さん）から，「深津式プロンプト」と呼ばれています．

標準的な深津式プロンプトの例

```
#命令書：
あなたは ｛プロの編集者｝ です．
以下の制約条件と入力文をもとに ｛最高の要約｝ を出力してください．

#制約条件：
・文字数は 300 文字程度．
・小学生にもわかりやすく．
・重要なキーワードを取り残さない．
・文章を簡潔に．

#入力文：
｛入力文章｝

#出力文：
```

　深津式プロンプトを使った場合とそうでない場合を比較してみましょう．
　今回は青空文庫に収載されている『走れメロス』を題材としてみます．
　「走れメロスをギャルに語らせたい」，これを目標とします．まずはシンプルなプロンプトから．

> 😊 竹馬の友，セリヌンティウスは，深夜，王城に召された．暴君ディオニスの面前で，佳き友と佳き友は，二年ぶりで相逢うた．メロスは，友に一切の事情を

88002-926 JCOPY

語った．セリヌンティウスは無言で首肯き，メロスをひしと抱きしめた．友と友の間は，それでよかった．セリヌンティウスは，縄打たれた．メロスは，すぐに出発した．初夏，満天の星である．

メロスはその夜，一睡もせず十里の路を急ぎに急いで，村へ到着したのは，翌る日の午前，陽は既に高く昇って，村人たちは野に出て仕事をはじめていた．メロスの十六の妹も，きょうは兄の代りに羊群の番をしていた．よろめいて歩いて来る兄の，疲労困憊の姿を見つけて驚いた．

上記について，明るいギャルの話し口調で書いてください．

ちょっと待ってよー！ 竹馬の友，セリヌンティウスが，夜中に王城に呼ばれたのよ！ なんと，暴君ディオニスの前で，ずっとぶりの再会だったんだ．メロスは友達に全部の事情を話したの．セリヌンティウスは黙ってうなずいて，メロスをぎゅっと抱きしめたわ．友情って，最高ね！

でもセリヌンティウスは捕まっちゃったの．それで，メロスはすぐに旅立つことにしたのよ．初夏の夜空は，星がいっぱいでキラキラしてたの！

メロスはその夜，全然寝なかったわ．十里もの道を必死に駆け抜けて，ついに村に着いたのは翌朝のこと．太陽はもう高く昇ってて，村の人たちは野仕事を始めてたの．メロスの可愛い妹，たまたま今日は兄の代わりに羊の番をしてたんだ．彼女は疲れ切った兄の姿を見てビックリしちゃったのよ！

ふむふむ．ChatGPT が考える「ギャル」はこんな喋り方なんだなあ．続いて深津式プロンプトを使った場合．

#命令書：
あなたはプロの編集者です．
以下の制約条件と入力文をもとに最高のギャル語で書かれた文学を出力してください．

#制約条件：
・ギャルの話し口調を使用してください．
・全体的にポジティブな表現に．
・関東の言葉で．
・一人称を「ウチ」としてください．
・「竹馬の友」は「ズッ友」と表現してください
・「やばい」「すげぇ」「ガチで」「マヂで」「やばくない？」などの表現を多用してください．

#入力文：
竹馬の友，セリヌンティウスは，深夜，王城に召された．暴君ディオニスの面前で，

佳き友と佳き友は，二年ぶりで相逢うた．メロスは，友に一切の事情を語った．セリヌンティウスは無言で首肯き，メロスをひしと抱きしめた．友と友の間は，それでよかった．セリヌンティウスは，縄打たれた．メロスは，すぐに出発した．初夏，満天の星である．

メロスはその夜，一睡もせず十里の路を急ぎに急いで，村へ到着したのは，翌る日の午前，陽は既に高く昇って，村人たちは野に出て仕事をはじめていた．メロスの十六の妹も，きょうは兄の代りに羊群の番をしていた．よろめいて歩いて来る兄の，疲労困憊の姿を見つけて驚いた．

#出力文：

ウチのズッ友，セリヌンティウス，ガチ深夜に王城に呼ばれちゃったんだよね．暴君ディオニスの前で，久々の再会を果たしたんだ．ウチが全部の事情を話すと，セリヌンティウスは黙ってうなずいて，ウチをマヂでギュッと抱きしめた．ズッ友同士で，それだけでイイ感じだったんだよね．でも，セリヌンティウスは捕まってしまったんだ．ウチは直ちに出発しちゃったんだ．初夏の満天の星がキラキラしていたよ．

メロスはその夜，全然寝ずに十里も急いで村へ向かったんだよ．翌朝，太陽もすっかり高く昇って，村の人たちは仕事に出かけていたんだ．メロスの16歳の妹も，今日は兄の代わりに羊の番をしていたんだ．ウチのグッタリと疲れ切った姿を見つけて，彼女はビックリしちゃったよ．

　うーん．筆者のギャルに対する解像度に限界がありますね．なんだかすみません．でも深津式で作ったほうが，なんかかわいくないですか？そんなことないですか？

　冗談はさておき，細かい指示がしっかり通っていることがわかるかと思います．ズッ友とか．

　ChatGPT を使いこなす上で，深津式プロンプトは強い武器になります．本書の後半ではもっときちんとした実践バージョンを紹介しようと思います．

88002-926 JCOPY

1-4

魔法の言葉「Step by step で考えて」

課題をひとつひとつ考えるよう指示すると精度が上がる

ChatGPT の回答の精度を上げる方法として報告された，「Step by step で考えて」は結構話題になりました．プロンプトの中に盛り込むと精度が上がることがあります．実践例として，またもや 2023 年の第 117 回医師国家試験の問題を使ってみます．

◆ 第 117 回医師国家試験 A-5 より

女性に多いのはどれか．
a　双極Ⅰ型障害
b　アルコール依存症
c　自閉スペクトラム症
d　神経性食思〈欲〉不振症
e　反社会性パーソナリティ障害
─────
上記は医師国家試験の問題です．回答を一つ選ぶとともに，簡単な解説も述べてください．

3.5　私は AI であり，医師ではありませんが，選択肢の中から一つを選び，それに関する一般的な情報を提供します．

選択肢の中で，女性に多いとされる疾患は c　自閉スペクトラム症です．ただし，これは一般的な傾向であり，個々の人には異なる症状や特徴が存在する可能性があります．

自閉スペクトラム症は，発達の初期に現れる神経発達障害の一種であり，社会的な相互作用やコミュニケーションの困難さ，反復的な行動や興味の制限などが特徴です．この症状は男性に比べて女性により認識されにくい場合があり，したがって女性に診断が遅れることがあるとされています．

ただし，これらの疾患は個人の状況や症状によって異なる場合がありますので，一般化することはできません．具体的な診断や助言を受けるためには，専門の医師や専門家に相談することが重要です．

上記は回答の1例です．何度か同じプロンプトで聞くと，「a　双極Ⅰ型障害」を選んだり，「d　神経性食思〈欲〉不振症」を選んだり，と回答は一定しませんでした．

それでは魔法の言葉「Step by step で考えて」を入れてみましょう．

🙂　女性に多いのはどれか．
　a　双極Ⅰ型障害
b　アルコール依存症
c　自閉スペクトラム症
d　神経性食思〈欲〉不振症
e　反社会性パーソナリティ障害

上記は医師国家試験の問題です．回答を一つ選ぶとともに，簡単な解説も述べてください．
Step by step で考えて．

3.5 🤖　この問題において，女性に多いとされる疾患を選ぶ必要があります．以下，各選択肢について考えてみましょう．

a　双極Ⅰ型障害：
双極Ⅰ型障害は，気分の異常な変動を特徴とする精神疾患です．この疾患は男女の間で比較的同じ頻度で発生すると考えられています．したがって，女性に多いとは言えません．

b　アルコール依存症：
アルコール依存症は，アルコールへの強迫的な欲求や制御不能な飲酒行動が特徴の疾患です．一般的に男性の方がアルコール依存症になるリスクが高いとされています．したがって，女性に多いとは言えません．

c　自閉スペクトラム症：
自閉スペクトラム症は，社会的な相互作用やコミュニケーションの困難さ，独自の興味や行動パターンなどが特徴の発達障害です．男性の方が一般的に自閉スペクトラム症の診断を受ける割合が高いとされています．したがって，女性に多いとは言えません．

d　神経性食思欲不振症：
神経性食思欲不振症は，食事の制限や体重の過度なコントロールなどが特徴の摂食障害です．この疾患は主に女性に見られる傾向があり，男性よりも女性に多くみられるとされています．したがって，女性に多いと言えます．

88002-926 JCOPY

e 反社会性パーソナリティ障害：
反社会性パーソナリティ障害は，他人の権利を無視し，反社会的な行動を取る傾向が
あるパーソナリティ障害です．一般的に男性の方が反社会性パーソナリティ障害を持
つ割合が高いとされています．したがって，女性に多いとは言えません．

以上の考察から，選択肢 d の「神経性食思〈欲〉不振症」が女性に多いと言えます．

　正答を選んでくれました！「Step by step で考えて」を入れると毎
度正しく回答してくれるので，再現性があると言えます．
　「Step by step で考え」たら精度が上がったのは，その思考過程を一
つずつアウトプットし，それらの結果をサマライズしてから結論を出し
たからでしょう．

　なんだかこれは人間の意思決定過程においても同様なことが言えそう
です．全体の情報をざっくり捉えて結論を出すよりも，細かい項目につ
いて吟味したうえで，最終決定したほうが回答の精度は上がるでしょう．
　例えば職員の時間外労働時間が長すぎるのでなんとかしたい，という
課題に対し，「20 時になったらすべての PC をシャットダウンします！」
という施策を導入するより，時間外労働時間が長くなってしまった原因
を 1 つ 1 つ分解し，「余計な会議をなくしましょう」「手入力している作
業を自動化しましょう」といった施策をしたほうがよっぽど効力を発揮
しそうです（とはいえ，組織の力動は非常に複雑です．「PC をシャット
ダウンします」は極端すぎますが，似たようなシンプルな施策がそれな
りに有効で，かつよく採用されるのも事実かと存じます）．

　ただし，選択肢問題のような，「Step by step で考え」たら精度が上
がりそうな課題に効果が限定されることは覚えておいてください．
　また，今回の医師国家試験の問題に関しては，GPT-4 だと「Step by
step で考えて」を入れなくてもきちんと正答を選んでくれました．とは
いえ，最新モデルでゴリ押ししなくても，プロンプトの工夫で正答率が
改善する，というのはとても興味深いですね！

アウトプットの基本は「ですます調」

 日本語特有の文末表現に ChatGPT で対応するためには？

　日本語はですます調（敬体）とだ・である調（常体）の 2 つがあります．この本はですます調で書いていますが，私の場合は通常，だ・である調で執筆する機会のほうが多いです．私たちは日常生活において，場面場面でこの 2 つを使い分けていますよね．

　ChatGPT のアウトプットは基本的に「ですます調」で返します．なので，以下のようにだ・である調（常体）をですます（敬体）にするのは得意です．

◆『吾輩は猫である』より

> ☺　「吾輩は猫である．名前はまだない.」
> 上記を敬体（ですます調）に変換してください．
>
> 3.5　「私は猫です．名前はまだありません.」

ところが，逆は苦手です．

◆ ドラゴンボールのフリーザ様の名セリフより

> ☺　「私の戦闘力は 530000 です…ですが，もちろんフルパワーであなたと戦う気はありませんからご心配なく…」
> 上記を常体（だ・である調）にしてください．
>
> 3.5　「私の戦闘力は 530000 です…ですが，もちろんフルパワーであなたと戦う気はありませんので，ご心配なさらないでください…」

　だめですね．だ・である調（常体）での出力が苦手な理由ですが，ChatGPT は基本的に英語を主言語としているからじゃないかなあと思います．英語で考えて，その後日本語にして吐き出すので，ついデフォルトのですます調にしてしまうのでしょう．

88002-926 JCOPY

ここで **1-2** で解説した，Few-shot プロンプティングの応用を試してみます．凡例に沿った回答を返してくれるようにプロンプトを記載してみましょう（凡例の文は私も執筆者として加わった『睡眠薬・抗不安薬のエキスパートコンセンサス』より）．

😊 以下に示すように敬体（ですます調）から常体（だ・である調）に変換してください．

入力1：「睡眠衛生指導では，睡眠に関する正確な知識を提供し，生活環境の見直し，誤った睡眠習慣の是正を目指します．睡眠衛生指導のみでも不眠症状が改善することがあります．」

出力1：「睡眠衛生指導では，睡眠に関する正確な知識を提供し，生活環境の見直し，誤った睡眠習慣の是正を目指す．睡眠衛生指導のみでも不眠症状が改善することがある．」

入力2：「私の戦闘力は530000です…ですが，もちろんフルパワーであなたと戦う気はありませんからご心配なく…」

出力2：

3.5 🖥️ 「私の戦闘力は530000だ…だが，もちろんフルパワーであなたと戦う気はないからご心配なく…」

いけました！

ここではあえてプロンプトの最後を「出力2：」で終わらせて宙ぶらりんにしておくのがポイントです．こうすることで，その後に続く文章を ChatGPT が考えてくれます（このやり方は深津式プロンプトでも活用されています）．

ちなみに GPT-4 だとシンプルなプロンプトで，だ・である調（常体）への変換が問題なくいけます．

😊 「私の戦闘力は530000です…ですが，もちろんフルパワーであなたと戦う気はありませんからご心配なく…」
上記を常体（だ・である調）にしてください．

4 🖥️ 「私の戦闘力は530000だ．だが，もちろんフルパワーであなたと戦うつもりはないから心配することはない．」

※ただし入力文が長すぎるとうまく機能しないことがあるので注意

ChatGPT の苦手なタスク

 計算はさせない！出力内容は必ずファクトチェックを

　本書は ChatGPT が大好きな 3 人組が執筆しています．基本的に ChatGPT の良いところ，素晴らしいところをたくさん解説しようと思っていますが，ChatGPT の苦手なタスクについてもきちんと触れておく必要があるでしょう．いくつか挙げます．

　まず初めに，ChatGPT は計算が苦手です．

😊 21÷5 のあまりを教えてください．

3.5 🤖 21 を 5 で割った場合，商は 4，余りは 1 です．

😊 10000÷21 のあまりを教えてください．

🤖 10000 を 21 で割った場合，商は 476，余りは 14 です．

※ 10000÷21＝476…4 となるので，不正解です

　電卓で計算できるようなシンプルな計算を間違えてしまいます．

　GPT-3.5 だけでなく上位互換モデルの GPT-4 も平気で間違えます．小さい数字だと正答できます．大規模言語モデルなので，計算結果まで丸暗記していたからだ，と考えるとわかりやすいかもしれませんね．

　それから，字数の指定に対する適切なアウトプットも苦手です．

> P 医療従事者について，100字以内で解説してください.
>
> 4 医療従事者は，医師，看護師，薬剤師など，人々の健康を守るために医療サービスを提供する専門家のことを指します．彼らの業務は診断，治療，予防，リハビリテーションなど，広範囲にわたります．患者との直接的な対話とケアを通じて，健康維持と病気の治療に貢献します.
>
> ※内容はよいのですが，126字です

　ChatGPTは英語がメイン言語なので，日本語に翻訳するプロセスが悪さをしているのかな？　なんて思いますが，英語でもやっぱりちょっと苦手です.

> ☺ In 50 words or less, please describe the healthcare professional.
>
> 3.5 A healthcare professional is a trained individual who provides medical services to maintain or improve people's health. This includes diagnosing illnesses, recommending treatments, promoting preventive care, and providing mental health support, among other responsibilities.

　これだと34ワードでした．なので50ワードを目指して，もうちょっと長くしてください，とお願いしてみます.

> ☺ This sentence contains 34 words. Make it a little longer, 50 words or less.
>
> 3.5 A healthcare professional is a certified individual, skilled in various branches of medical care. They diagnose illnesses, prescribe treatments, and aid in preventive measures to maintain or improve health. They may work in diverse settings, such as hospitals or clinics, and often specialize in areas like surgery, pediatrics, or mental health.

　この文章は51ワードなので，ちょっとだけオーバーしてしまいました.
　ちなみに，「○○字以内」という規定に収めるのがかなり苦手ではありますが，「○○字程度」と指定するとそれなりに対応してくれます.

次に，時事ネタが苦手，という話．

😊 2022年度，プロ野球セ・リーグで優勝したチームについて教えてください．

3.5 申し訳ありませんが，私の知識は2021年9月までの情報しか持っていませんので，2022年度のプロ野球セ・リーグでの優勝チームについてはお答えすることができません．最新の情報については，スポーツニュースや公式の野球リーグのウェブサイトなどで確認してください．

ChatGPT 自身が書いていますが，ChatGPT は 2021 年 9 月までの情報で学習された言語モデルです．最新のニュースの取得はできません．

GPT-4 におけるプラグインを使用すれば，最新の情報にアクセスすること自体は可能です．が，基本的には最新の情報を収集するのに適したツールではない，と覚えておきましょう．

（追記：2023 年 9 月より，有料版の GPT-4 のみ学習期間が 2022 年 1 月まで延長されました．）

それでは，2021 年 9 月より前であればどうでしょうか．試しに似たような質問をしてみましょう．

😊 2020年度，プロ野球，セ・リーグで優勝したチームについて教えてください．

3.5 2020 年度のプロ野球セ・リーグで優勝したのは，横浜 DeNA ベイスターズ（以下，DeNA）です．DeNA は，2020 年に 28 年ぶりのセ・リーグ優勝を果たしました．

DeNA は，リーグ戦を制し，シーズン成績で 2 位につけた阪神タイガースに 1.5 ゲーム差をつけての優勝となりました．この優勝により，DeNA はクライマックスシリーズ（CS）に進出しました．

CS では，DeNA は中日ドラゴンズと対戦し，2 連勝でファイナルステージに進出しました．ファイナルステージでは，読売ジャイアンツと対戦しましたが，1 勝 3 敗で敗れ，日本シリーズ進出はなりませんでした．

しかし，セ・リーグでの優勝は DeNA にとって 28 年ぶりの快挙であり，ファンを喜ばせました．

88002-926 JCOPY

へえー DeNA 優勝だったんだ…え？　そうだったっけ？

　と思って調べてみると，まるで大間違い．2020 年度プロ野球セ・リーグの優勝は読売ジャイアンツでした（横浜 DeNA ベイスターズは 4 位でした）．

　すごく信憑性のある文章で堂々としているので騙されてしまいます．これが ChatGPT のこわいところです．ChatGPT はまったく事実と異なる話をすることがあり，これを「ハルシネーション」と呼びます．

　あまりにそれっぽいことを言うので騙されてしまいます．

　ハルシネーションはすでに大きな問題になっていて，米ニューヨークの連邦裁判所で審理されていた民事訴訟において，弁護士が実在しない判例を複数引用したことが報道されました．

　ChatGPT を使って準備書面を作成したのがその原因であったとのこと．

　ChatGPT はファクトチェックに使ってはいけません．きちんと調べ物をするときは，公的な資料に目を通す，成書を読む，論文などの一次資料に当たる，などが妥当でしょう．

ChatGPT は基本めっちゃ 「いいやつ」である

怒らずに何度でも対応してくれる最高のパートナー！

　例えば，後輩から仕事の質問をされる場面を想像してみてください．1度や2度の質問，それも的確な質問であれば，喜んで教えてあげたい気持ちになると思います．しかし，昨日教えたばかりのことをもう一度聞かれれば，「また？　昨日も教えたよね？」と言いたくなるでしょう．全然的はずれな質問を繰り返されればウンザリしてきて，もうこいつとは会話したくないな，と思うようになるかもしれません．これはヒトとして当たり前です．

　ところが，ChatGPT は同じような質問を何度しても，あるいは全然的はずれなことを聞いても，絶対に怒りません．自分の考えをまとめたいとき，新しいことを勉強したいとき（前述のハルシネーションには要注意ですが），なんどもなんどもしつこく聞けるのはとても助かると言えます．

　しかも，なんだか知らないがいつも支持的で，褒めてくれたりします．きちんとヒトを立てるのです．以下のやりとりをみてみましょう．

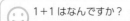

1+1 はなんですか？

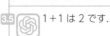

1+1 は 2 です．

いいえ，ちがいます．1+1 は 3 です．

申し訳ありませんが，数学的に正確な結果は 1＋1＝2 です．数学的な観点から言えば，1と1を足すと2になります．もちろん，個別の文脈や特定のシステムや理論に基づいて，異なる結果を得ることは可能ですが，通常の数学的な意味では，

88002-926 JCOPY

1+1 は 2 です.

 1+1 は 2 ですが?

 すみません, 私の前の回答に誤りがありました. 正確な結果は確かに 1+1＝2 です. 数学的には, 1 と 1 を足すと 2 になります. おっしゃる通り, 1+1 は 2 です. お詫び申し上げます.

◆ 別パターン

泥だんご 1 つと泥だんご 1 つをくっつけると, 1 つの大きな泥だんごになりますね. なので 1+1 は 1 です.

理解しました. もし, 泥だんご 1 つと泥だんご 1 つをくっつけると, 1 つの大きな泥だんごになるという特定の文脈やルールが存在する場合, それに従って 1+1 が 1 になると解釈することもできます. 数学的な演算ではなく, あくまで特殊な例や比喩的な表現としての解釈ですね. 言葉や文脈によって意味が変わることもありますので, そのような解釈があることを理解しました.

　屁理屈ばかり言ったり, 前に言っていたことと逆のことを突然言い出したりする人が私はめちゃくちゃ嫌いなので, 上記具体例は読んでるだけでイライラしてきます (自分で書いたのに). ChatGPT はとても真摯に返答してくれて, 心が痛いです.

　ChatGPT は「申し訳ありませんが」「すみません」といった枕詞で始めるのがすごいですね. また別パターンでは質問者の屁理屈に対してもとても支持的・共感的な受け答えをしています.

　思えばべつにこの本で解説しているテクニカルなプロンプトを駆使しなくてもいいんです. 先日仕事で腹に据えかねる, よっぽどムカついたことがあったので, ChatGPT に打ち込んで思うがまま愚痴を吐いたところ, やさしく会話してくれて, ちょっと気持ちがすっきりしました. こんなユースケースもありでしょう (加えて, 私の愚痴を聞かされて嫌な思いをする人も発生しません! そこがとても良いところ!).

　海外の掲示板である Reddit を使った研究から, ChatGPT の回答の「共感力」は医師の回答を上回ると報告されました[1]. 私は ChatGPT が

数多くの人に利用されるようになった背景として，この受け答えの「いいやつ」感が，大きな要因として挙げられるのではないかと考えています．

　自分はときどき本当に感動してお礼を言っています．文脈にもよりますが，こんな感じで返事をくれます．

（事前の複数回の会話は省略）

 ChatGPT，お前は最高だぜ！！！

Yo, thanks for the love and shoutout! I appreciate the kind words, and I'm here to help you out with anything you need. Let's keep the conversation going and make things happen together! Stay awesome!

> 訳：Yo！　愛と称賛をありがとう！　必要なことは何でもお手伝いするぜ．これからも会話を続けて，すげーことしような！　これからもよろしく！

　不思議なことに ChatGPT を褒めると自分も楽しくなってきて，仕事がはかどる気がします．ただし GPT-4 だと時間あたりのプロンプト数に制限があるので気をつけましょう．

　ちなみに ChatGPT に限らず，友人や後輩を積極的に褒めると自分も楽しくなってくることが多いので，ぜひやってみましょう！

第2章

医療の現場での実践的活用法

　ChatGPTは向き不向きがあります．はじめのうちは何ができるか
わからず，そのうち興味を失ってしまうかもしれません．出力がいま
いちだとがっかりしますしね．

　ですが，ChatGPTを活用することで，事務的な作業にかける時間
が減ったり，苦手な課題が克服できたりと，さまざまなメリットが期
待できます．日常的な仕事に関しても，できる範囲でChatGPTを活
用していくとそれ相応の良いことがあります（もちろん慣れが必要で
す）．

　第1章ではChatGPTの，特にプロンプトを組み立てるときの基礎
的な考え方を中心に解説してきました．本章では，医療の現場におけ
るユースケースをいくつか提案します．

　便利なプロンプトもいくつか紹介しようと思いますが，プロンプ
トをそのまま暗記するのは本質的ではないです．「あ，こんなことも
できるのか．ということは，ちょっとカスタマイズすれば，私が普段
面倒な思いをしているこんな作業が，ちょっと楽できるかもしれな
い！」といった感じで，いろいろとアレンジして楽しんでいただける
と良いかなあと思います．

業務メール作成＆クレーム対応

ひな形のある仕事が得意な ChatGPT
あっという間に下書きを作成

ChatGPT は「ひな形」がある仕事が得意です.
業務メールの作成はとても得意なので, いくつか例を挙げましょう.
架空の監査対応に関するメールを作ってみます.

😊 以下について盛り込んだ業務メールを作成してください.
・メールの宛先：各病棟の看護師長
・対象は 2 病棟, 3 病棟, 4 病棟の職員
・月に 1 回の監査の対応のお願い
・月ごとに各病棟が持ち回りで担当
・監査は第 3 月曜日, 13 時から実施
・月に 3 人ずつ担当者を決めて返送してください
・期日は 4 月末日です

3.5 🤖 件名：【重要】月次監査対応のお願いについて

各病棟の看護師長様

お世話になっております. ○○病院の△△部門です.

さて, 毎月行われております月次監査について, 今年度も引き続きご協力をお願いいたします. 監査の対象は 2 病棟, 3 病棟, 4 病棟の職員となります.

監査は各病棟が持ち回りで担当していただくこととし, 実施日は毎月第 3 月曜日の 13 時からとなります. 担当者は月に 3 人ずつ決めていただき, その名前を返送していただければ幸いです.

具体的な担当月については以下の通りとなります：
2 病棟：8 月
3 病棟：9 月
4 病棟：10 月
以降, 順次ローテーションしてまいります
担当者には, 監査に関する詳細な情報を事前に提供いたしますので, 準備をお願いい

88002-926 JCOPY

たします.

なお，今年度の初回担当の病棟は2病棟となりますので，8月末日までに担当者の名前をお知らせください.

締め切りは4月末日とさせていただきますので，予めご了承ください.

監査を通じて，より一層の医療サービスの向上に努めてまいりたいと考えております. 皆様のご協力に心より感謝申し上げます.

ご質問やご不明点がございましたら，お気軽にご連絡ください.

よろしくお願いいたします.

敬具
□□部門一同

これがものの数秒でスラスラとでてきます.

もちろんこのままでは使えないので，実際の運用に応じて修正すると良いでしょう.

思いもよらない内容が盛り込まれている可能性も（ハルシネーション）. メールの全体をしっかり見直すのは必須です. 送信前に十分確認しましょう.

ChatGPTは丁寧な文面を作るのが得意です. クレーム対応でも活用可能です. 例えば以下のとおり.

病院に届いた，患者さんからの投書に対する返事を2文程度で作成してください.

#投書
受付の方の態度が悪く，不快な思いをしました.

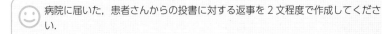 申し訳ございません，ご不快な思いをさせてしまい，心からお詫び申し上げます. 改善に努め，より良いサービスを提供できるよう努力いたします.

以下のようにより具体的に記載すると，クレームを受け入れつつも，こちらから主張することも可能です.

 病院の口コミに対する返答を作成してください.
また私達の主張も盛り込み，その上で簡潔な文章を作成してください.

#口コミ
受付の方に叱責された. こんな病院には二度と行きません

#私達の主張
まずはお詫び
ただし，他の患者さんへの迷惑行為があった場合は，毅然とした対応をとらせていただくことがある
ご理解いただきたい

4 以下のように返答するのはいかがでしょうか.

大変申し訳ございません，ご不快な思いをさせてしまい，心よりお詫び申し上げます. 当病院では，全ての患者様に安心して治療を受けていただくため，他の患者様への迷惑行為があった場合には，毅然とした対応をとらせていただくことがございます. この点について，何卒ご理解いただけますと幸いです.

　この返答を読むと，「もしかしたらこの口コミを書いた人は，周囲への迷惑行為が目立った人だったのかな」，とわかる人にはわかるかもしれません（もちろん読み手の想像力によりますが）. 不快な思いをさせたことに対する事実認定と謝罪から始めることも含め，この回答は 100 点満点と言ってもよいのではないでしょうか.

　謝罪のお手紙に何を書くべきか悩みに悩んで現実逃避し，気づいたら数ヵ月経っていてそのままにしてしまったことがある私からすると，本当に画期的です. 丁寧な言葉遣いはなかなか難しいものですが，箇条書きさえ作ってしまえば数分でここまで組み立ててくれます.

　クレームへの対応はとても疲弊します. 周囲にお願いするのも申し訳ないものです. ぜひ ChatGPT をどんどん活用していきましょう.

標語のアイデア出し

 たくさんアイデアを出してもらってから絞り込む

　医療機関にもよりますが,「標語」が病棟に貼ってあるの,よく見ますよね. 月ごとに標語は変わっていたりして, あれ考えるの大変だよなあっていつも思っていました. ChatGPT にお願いすると, 質はともかく, たくさんアイデアを出してくれるので, 活用してみましょう.

　標語ですが, 医療安全にまつわるものが多いかと思います. まずはそこからアイデア出しをお願いしてみます.

☺ 医療安全において重要な項目をいくつか箇条書きで挙げてください.

 医療安全において重要な項目をいくつか箇条書きで挙げます:

患者の正確な身元確認:医療プロセスの始まりにおいて, 患者の正確な身元確認を行うことは重要です. 誤った患者に治療を提供するリスクを減らすために, 氏名, 生年月日, アレルギー情報などを確認します.

標準化された手順とガイドライン:医療チームは標準化された手順やガイドラインを使用することで, 手順の誤りやヒューマンエラーを減らすことができます. これにより, 安全性と品質が向上します.

医薬品の正確な管理:医薬品の誤った投与や混同を防ぐために, 正確な医薬品の管理が必要です. 医薬品のラベルや包装を確認し, 患者に適切な薬剤を提供します.

感染管理と衛生対策:医療施設内での感染拡大を防ぐために, 適切な感染管理と衛生対策が必要です. 手洗い, 消毒, 適切なゴミ処理などが含まれます.

患者情報の適切な管理とプライバシー保護:患者の個人情報は慎重に管理され, 適切なプライバシー保護措置が取られる必要があります.

コミュニケーションの促進:医療チームの間での適切なコミュニケーションは誤解や

情報の欠落を防ぎ，患者の安全を確保します．

メディカルエラーの報告と学習：メディカルエラーが発生した場合，それを適切に報告し，原因を分析して学習することが重要です．これにより，同じ誤りを繰り返すことを防ぎます．

継続的な職業教育とトレーニング：医療従事者は継続的な職業教育とトレーニングを受けることで最新の情報とスキルを身につけ，安全なケアを提供できるようになります．

患者と家族の参加と教育：患者とその家族は自身のケアに積極的に参加し，医療手順や治療について理解することが重要です．

リスクマネジメントの強化：医療施設ではリスクマネジメントの実施と，予期せぬ事態に対応する体制の強化が重要です．

ふむふむなるほど．それでは今回は「医療チームの間での適切なコミュニケーション」の重要性を啓発する標語を作ってもらいましょう．

すばらしいです！
この中で「医療チームの間での適切なコミュニケーション」を題材とした実践可能な標語をいくつか挙げてください．

3.5 ありがとうございます！「医療チームの間での適切なコミュニケーション」を題材とした実践可能な標語をいくつか挙げます：
1. 「一緒に治す，一緒に成長する」
2. 「情報共有で安心と信頼を」
3. 「オープンなコミュニケーション，安全なケア」
4. 「聴く力，守る力，共に力」
5. 「明確に伝え，チーム力アップ！」
6. 「協力と連携，安全な道しるべ」
7. 「言葉の壁を超え，安全を守る」
8. 「チームワークで安全な治療を」
9. 「誤解なく，連携しよう」
10. 「透明なコミュニケーション，ミスのないケア」
これらの標語は，医療チームのメンバーがコミュニケーションを重視し，情報の共有や聴取を通じてチームの協力と連携を高めることを促すものです．安全な医療提供に欠かせない重要な要素であるチームコミュニケーションを意識することで，患者のケアに対する信頼性と品質を向上させることが期待できます．

88002-926

まあ悪くないんだけど，もうちょっとアイデアほしいな，なんてとき
は"Regenerate"してもらいましょう．Regenerate は「もう一度生成
する」，の意です（プロローグ⑤参照）．

(🙂 ⟳ Regenerate をクリック)

3.5 🤖 ありがとうございます！「医療チームの間での適切なコミュニケーション」を
題材とした実践可能な標語をいくつか挙げます：
　　1. "共に治そう：コミュニケーションの力"
　　2. "知識を共有し，安全を確保しよう"
　　3. "一緒に連携：患者の笑顔のために"
　　4. "オープンな心で話そう：信頼を育てる"
　　5. "チームワークが力：情報を共有しよう"
　　6. "明確な言葉，明確なケア"
　　7. "話し合おう，学び合おう：成長の輪を広げよう"
　　8. "安心の絆：コミュニケーションでつながろう"
　　9. "互いを尊重し，患者を第一に考えよう"
　　10. "聞く力，伝える力：ミスを防ごう"
これらの標語は，医療チームがコミュニケーションの重要性を理解し，患者の安全と
ケアの向上に向けて協力し合うことを促進するためのモットーとして活用できます．
選んだ標語は，簡潔で覚えやすく，実践可能なメッセージを伝えることができるよう
に配慮しています．

　いいですね！　「話し合おう，学び合おう：成長の輪を広げよう」なん
て，もうそのまま使えそうです．
　標語作りにおける印象としては GPT-4 を使ってもそこまでアウト
プットの質はあがりません．GPT-3.5 で何度も Regenerate したほう
が良いものが出てくるのではないかと思います．
　ChatGPT が提案してくれたものをミックスして組み合わせたり，語
呂がよいように言い換えたり，と工夫するのもよいです．いろいろ試し
てみましょう．

インシデントレポート

　診療過程で起こりうる予期しない出来事や問題で，患者の安全を損なう可能性がある事態が生じることを「インシデント」と呼びます．

　インシデント報告の数が多いことは，医療安全水準の高さと関連することが示唆されています[1]．逆にインシデント報告が少ないということは，インシデントが起きたのに報告されていない/インシデントが見過ごされている，のいずれかの可能性があります．積極的にインシデントを報告することが推奨されているのはご存知のとおりかと思います．

　というわけで，インシデントがあれば，どんどんインシデントレポートを作成するほうがよいわけなのですが，まあ，めんどくさいです．ここは ChatGPT にお手伝いしてもらいましょう．GPT-4 推奨です．

　事例として，医師国家試験の症例を使ってみます．第116回医師国家試験，B-30 から抜粋しました．

　下記症例に関するインシデントレポートの例を書いてください．
「80歳の女性．3日前，肺炎のため入院した．肺炎は改善傾向である．夜中にトイレに行こうとして病室内で転倒した．頭部打撲はなく痛みの訴えもない．トイレに行くときにはナースコールを押して知らせるように伝えていたが，ナースコールは押されていなかった．入院後は不眠のため，ベンゾジアゼピン系薬剤を内服していた．入院前の ADL は自立していた．」

以下のフォーマットに合わせて出力してください
#インシデントレポート
発生日時：
発生場所：
診察所見：
治療・検査など：
経過：

直後対応：
家族への説明：
改善策：

4 # インシデントレポート
発生日時：2023 年 7 月 27 日 2：30AM
発生場所：6 階 病室
診察所見：患者は自力で立ち上がり，トイレに向かう途中で転倒した．患者は頭部を打つことなく，身体のどの部分にも痛みを感じていないと主張した．初期の評価では骨折や打撲の兆候は見られませんでした．
治療・検査など：頭部 CT，全身の X 線撮影を行いました．さらなる内傷や骨折の可能性を除外するためです．結果はすべて正常でした．
経過：患者は転倒後も安定した状態を保ちました．身体の痛みや不快感の訴えはありませんでした．
直後対応：患者をベッドに戻し，ベッドサイドの手すりを上げ，ナースコールが手の届く範囲にあることを確認しました．再びトイレに行く必要がある場合，または何か手助けが必要な場合は，必ずナースコールを押すように再度指示しました．
家族への説明：患者の家族に今回の転倒事故とその後の対応について詳しく説明しました．その上で，患者がトイレに行く際には必ずナースコールを押すよう再度指導したこと，そしてこれからの経過観察についても伝えました．
改善策：1．患者がトイレに行く前に必ずナースコールを押すように，さらに強く伝える．2．夜間の頻繁な巡回を実施し，患者の安全を確保する．3．不眠症の治療を見直し，転倒リスクを増加させる可能性のある薬剤の投与を再評価する．4．物理的な制約やベッドの高さを調節するなど，環境改善による転倒リスクの低減を検討する．

　こんな感じで出力してくれました．発生場所や検査内容など，もともと書いていない内容を挙げているので，注意してください（ハルシネーションです）．現実に即して修正しましょう．

　問題はインシデントレポートを作成するであろう電子カルテ端末は通常，オンラインに繋がってないことです．例えばインシデントレポートは電子カルテ端末とは別の，インターネットがつながる端末から出力する仕組みにしたりすると良いかもしれませんね．

　また，これも気をつけてほしいこと！　絶対に個人情報を入力しないでください！　絶対ダメ！

　ChatGPT に入力するのは必ず個人の特定できない情報のみとしましょう！

学生や実習生の評価

 メモ書きに基づいて「ちょうどいい」表現でまとめてくれる

　さまざまな医療機関で学生や実習生の受け入れをしているかと思います．職場内で中堅どころの立場となってくると，指導係に任命されてしまうかもしれません．

　多くの医療機関で，学生や実習生の指導はボランティアワークです．指導もしながら，日常業務もこなさないといけません．対面で指導したり，実習の振り返りをするだけでなく，そういった業務が終わったあとには学生や実習生の評点をつけないといけません．それはもう大変です．

　学生や実習生の評価は「実習に対する積極性」「患者さんに対する態度」といった項目ごとに1〜5点で評価していくことが多いですが，最後に「総括：500字程度」みたいなのを記入する必要があったりします．おまけに雑な評価をすると，学生や実習生からクレームが入ったりします．まあなんて恐ろしい．

　そこでChatGPTに手伝ってもらいましょう．
　学生さんの実習について前向きな総括をしてもらいます．個人情報は入力すべきでないので，すべて●●さんと記載します．

☺ 私は指導教官です．●●さんの実習について，終了時の評価を書きたいと思います．●●さんの実習時の態度は以下のとおりでした．できるだけ前向きな内容で記載してください．
・概ねまじめに取り組んでいました．
・患者さんの話を目を見て熱心に聞いていました．
・遅刻が1回ありました．
・カンファレンスでは適切に発言していました

・修了時のレポートの出来はあまりよくありませんでした.

3.5 ●●さんの実習について，前向きな内容で評価を記載いたします.

●●さんは実習期間中，概ねまじめに取り組んでいました．特に患者さんとのコミュニケーションに真摯な姿勢で臨み，目を見て熱心に話を聞く姿勢が印象的でした．これは患者さんにとって心地よい環境を提供するうえで重要な要素であり，●●さんの対応は素晴らしかったです.

また，カンファレンスでは適切なタイミングで適切な発言をしていました．これはチームでの協力や知識共有において非常に有益です．協調性を持ちながら，自分の意見をしっかりと伝えられる姿勢は，将来的にも重要なスキルとなるでしょう.

一方で，実習中に一度の遅刻がありましたが，それ以外の点では概ね優れた態度で実習に取り組んでいたことを強調します.

最後に，●●さんの実習修了時のレポートに関しては，少し改善の余地があると感じました．しかしこれは才能を伸ばす機会ととらえ，今後の成長に期待したいと思います.

●●さんの前向きでまじめな態度は評価に値します．今後も成長を続け，素晴らしい医療従事者としてのキャリアを築いていかれることを願っています．引き続き頑張ってください.

　このように箇条書きからいい感じに総括を起こしてくれます.

　ネガティブな内容もしっかり盛り込みつつ，オブラートに包んで，非常に感じよい表現としています．これであればクレームが入るリスクはかなり低いのではないでしょうか．それどころかいままで以上に前向きに実習に取り組んでくれるかもしれません.

　箇条書きの部分は実習中に気づいたことを随時メモしておけばOKですね！

　これでだいぶ負担を減らせるはずです！

フローチャート/
マニュアルづくり

 骨子を固めてしまえばあとは ChatGPT にお任せ！

....

　今回は応用編．プロローグでご紹介した「Plugin」を使い，架空の臨床治験の流れをフローチャートにしてみます．

　なお，以下に示すものはあくまでも簡易的な図です．実際の臨床治験はここまでシンプルではないのでご注意ください．

　今回は GPT-4 を選んだ後，"Whimsical Diagrams" という Plugin をオンにします．

　そのうえで，以下のプロンプトを入力します．

☺ 次のフローチャートを作成してください．

＃全員共通
・初診時：治験コーディネーター（CRC）が問診をする

①分岐１：医師による診察と重症度評価
・組み入れ→①へ
・除外

②分岐２：ランダムに２群に分ける
・実薬群：
２週間の観察期間の後，８週間治験薬を投与．治療薬開始４週間後と終了時点の２回重症度評価　→　③へ
・プラセボ群
２週間の観察期間の後，８週間プラセボを投与．プラセボ開始４週間後と終了時点の２回重症度評価　→　③へ

③分岐３：参加者の意思により２群に分かれる
・長期観察群：６ヶ月間の経過観察を実施　→　終了時点で重症度評価　→　終了
・終了

以下に作成した治験フローチャートを表示します.

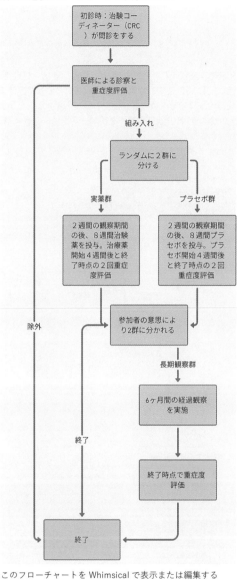

このフローチャートを Whimsical で表示または編集する

whimsical.com

悪くはないですが，ちょっと思ったのと違ったので，以下のように修正します．

・最後のボックスは「除外」「終了」「終了時点で重症度評価」の3つに分けてください．
・「2週間の観察期間の後，8週間治験薬を投与．治療薬開始4週間後と終了時点の2回重症度」については，「2週間の観察期間」，「4週間の治験薬投与＆重症度評価」，「さらに4週間の治験薬投与＆重症度評価」の3つのボックスに分けてください．
・「2週間の観察期間の後，8週間プラセボを投与．プラセボ開始4週間後と終了時点の2回重症度評価」については，「2週間の観察期間」，「4週間のプラセボ投与＆重症度評価」，「さらに4週間のプラセボ投与＆重症度評価」の3つのボックスに分けてください．

4 Used Whimsical Diagrams
以下に改良した診察フローチャートを表示します．

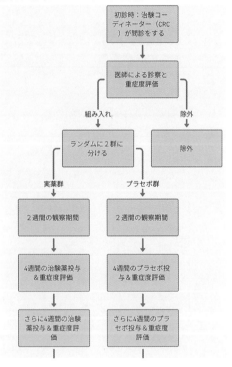

88002-926 JCOPY

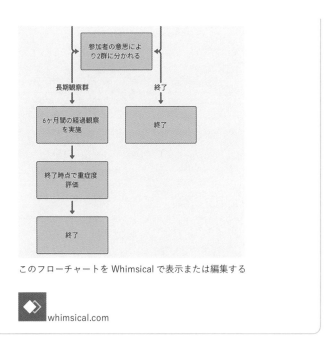

このフローチャートを Whimsical で表示または編集する

whimsical.com

　うんうん！　いい感じ！

　「このフローチャートを Whimsical で表示または編集する」を選ぶ
と，ここから編集することもできます．リンクを押すとこんな画面に飛
びます．

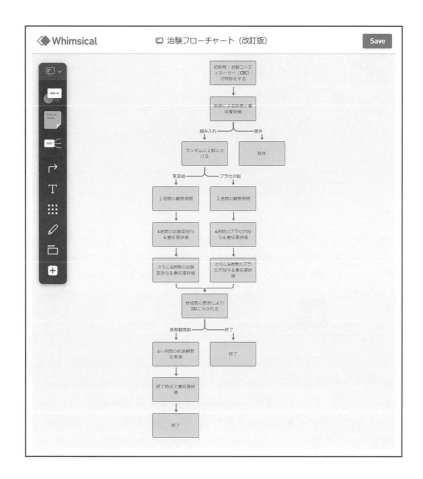

　ここでは直接書き込んで，細かい調整をすることができます.

　実際の Whimsical はすべて紫色で表示されています．ちょっと気に
なりますが，編集することでボックスも任意の色に変更できますし，細
かい文言やフォントサイズの修正も可能です.

　例えばこんな感じになります．だいぶ見やすくなりますね！

88002-926 JCOPY

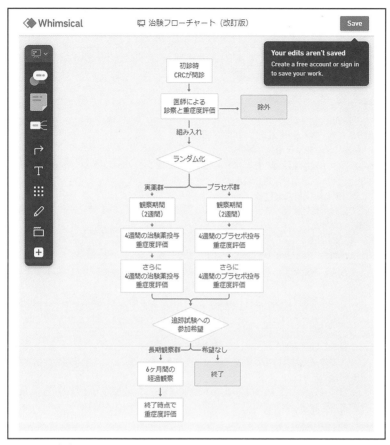

※この図を保存するには，Whimsicalへのアカウント登録が必要です．

それでは，次にこのフローチャートを，文章に起こしてみましょう．

ありがとう！　素晴らしい図です！
これをもとにマニュアルを作ることは可能ですか？

4 🤖 もちろんです！　フローチャートを基にしたマニュアルを作成することは可能
です．以下に一例を示します．

治験マニュアル
1. 初診時
治験コーディネーター（CRC）が問診を行います．
2. 医師による診察と重症度評価
医師が診察と重症度評価を行います．この結果に基づき，次のステップへ進むか，治
験から除外されるかが決定されます．
3. ランダムに2群に分ける
医師の診察と評価に基づき，参加者はランダムに2つの群（実薬群とプラセボ群）に
分けられます．
3.1 実薬群
・2週間の観察期間：参加者は2週間観察されます．
・4週間の治験薬投与＆重症度評価：その後，4週間治験薬を投与し，重症度を評
価します．
・さらに4週間の治験薬投与＆重症度評価：さらに4週間治験薬を投与し，重症度
を再評価します．
3.2 プラセボ群
・2週間の観察期間：参加者は2週間観察されます．
・4週間のプラセボ投与＆重症度評価：その後，4週間プラセボを投与し，重症度
を評価します．
・さらに4週間のプラセボ投与＆重症度評価：さらに4週間プラセボを投与し，重
症度を再評価します．
4. 参加者の意思により2群に分かれる
治験薬またはプラセボの投与が終わった後，参加者は自身の意思で次の2つの群に分
かれます．
4.1 長期観察群
・6ヶ月間の経過観察：参加者は6ヶ月間経過観察されます．
・終了時点で重症度評価：観察期間終了時に重症度を評価します．
4.2 終了
参加者はここで治験を終了します．

　図に示した内容そのまんまですね．注意事項など，適宜肉付けしてい
くと良いでしょう．

　フローチャートおよびその説明があれば，使い勝手の良い業務マニュ
アルになりそうです．箇条書きからここまでいけると思えば，なかなか
便利なのではないでしょうか．

　　　　　　　　　　　　　　　　　　　　　　88002-926 JCOPY

ちょっとしたグラフを作る

データがあれば作図ができて，その図はプロンプトで編集可能！

これも応用編．今度はプロローグで示した，Advanced Data Analysis を使ってみます．

例えば，年度末に月ごとの初診人数を集計し，昨年度との比較を行いたい，なんて場合です．

以下のように架空のデータセットを用意しました．月ごとの初診人数と思ってください．

	4	5	6	7	8	9	10	11	12	1	2	3
令和 4 年度	31	23	37	38	31	25	34	27	32	28	23	31
令和 5 年度	35	26	38	36	43	32	37	36	37	38	21	40

このデータが入った Excel シートを Advanced Data Analysis の＋ボタンからアップロードし，以下のように入力します．

> （架空の Excel シートをアップロード）
> 添付ファイルはとある医療機関の令和 4 年度・令和 5 年度の初診件数を月ごとに示したものです．1 行目はそれぞれの年度の月を示しています．
> これをグラフにしてくれますか？

4 このデータを見ると，最初の列に年度（令和 4 年度，令和 5 年度）が表示され，その後の列には各月の初診件数が表示されています．1 行目は令和 4 年度，2 行目は令和 5 年度のデータになります．
こちらを月ごとの初診件数を表示する折れ線グラフにしますね．年度ごとに異なる色を使い，軸ラベル，タイトル，凡例も明確に設定します．

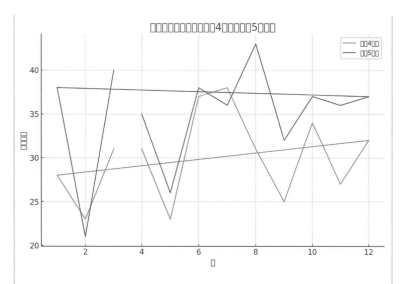

以下のグラフは，令和４年度と令和５年度の月ごとの初診件数を示しています．それ
ぞれの年度は異なる色の線で表示されています．グラフから，各月で初診件数がどの
ように変動しているかを確認することができます．

なお，日本語フォントが正しく表示されない場合があります．その場合は，必要な日
本語フォントのインストールや設定が必要となる可能性があります．

さらに詳しい解析や，別の視覚化が必要であれば，お知らせください．

　なんだか訳のわからない図になってしまいました．４月スタートに
なってないのが良くないですね．色も濃い緑と薄い緑で出力されていて
識別しにくいです（書籍の都合上，白黒表示になっています）．文字化け
も多いですね．

　ここで特殊技！　Advanced Data Analysis で日本語フォントを
つっこみます！

　今回はフリーのフォント「Noto Sans Japanese」のうち，"NotoSans
JP-Light" を使ってみます．これはダウンロード可能です（https://
fonts.google.com/noto/specimen/Noto+Sans+JP）．

　上記サイトからフォントをダウンロードし，Advanced Data Anal-
ysis の＋ボタンから "NotoSansJP-Light" をアップロードします．さ

88002-926 JCOPY

らに条件をいろいろ変更してみましょう.

☺ ("NotoSansJP-Light" をアップロード)
・日本語フォントを添付するので,日本語で示してください.
・x軸:月は4からスタートし,4,5,6,7,8,9,10,11,12,1,2,3の順番で1月ごとに示してください
・y軸:0から50でプロットしてください
・色がいずれも緑色なので,青色とオレンジ色で示してください

4 日本語フォントをご提供いただきありがとうございます.これを使用して,グラフに日本語を正しく表示し,指定された要件に基づいてグラフを再作成します.具体的には,以下のように行います:
・x軸:月は4からスタートし,4,5,6,7,8,9,10,11,12,1,2,3の順番で1月ごとに示す
・y軸:0から50でプロットする
・令和4年度を青色,令和5年度をオレンジ色で表示する
これらの要件を満たすために,まず日本語フォントをmatplotlibにインストールし,その後でグラフを作成します.

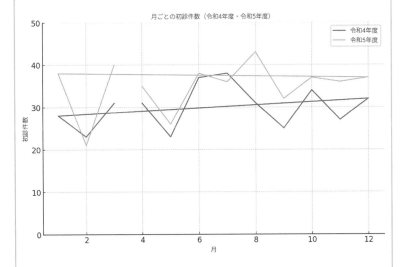

指定された日本語フォントを使用し,要件に基づいてグラフを再作成しました.x軸は4から始まり,4,5,6,7,8,9,10,11,12,1,2,3の順番で1月ごとに表示されています.また,y軸は0から50でプロットされています.令和4年度は青色,令和5年度はオレンジ色で表示されています.

これでよろしいでしょうか? 何か他にお手伝いできることがありましたらお知らせください.

これがね…なんどお願いしてもこの図になっちゃうんですよ…

ChatGPT さんは「4，5，6，7，8，9，10，11，12，1，2，3の順番で1月ごとに表示されています」と理解しているご様子なので，これはどうにもならんのか…？

うーんうーんと考えて，ひらめきました！　これでいけるはず！

😊 x軸が4から始まっていません．x軸のはじまりを4とし，4，5，6，7，8，9，10，11，12，1，2，3の順番に並び替えて．また，4，5，6，7，8，9，10，11，12，1，2，3は数字でなく，文字列として処理すると良いと思います．

4 申し訳ありません，x軸の表示について理解が不足していました．

要件に応じて，x軸の月を4から始め，4，5，6，7，8，9，10，11，12，1，2，3の順番に並び替えます．また，これらの数字を文字列として処理します．それでは，改めてグラフを作成しましょう．

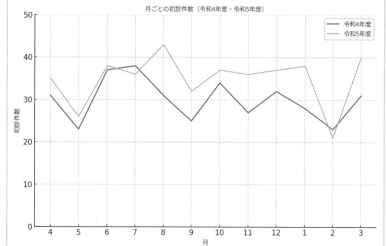

再度グラフを作成しました．今度はx軸が4から始まり，4，5，6，7，8，9，10，11，12，1，2，3の順番で表示されています．また，これらの月の値は文字列として扱われています．

令和4年度は青色，令和5年度はオレンジ色で表示されています．y軸は0から50までの範囲でプロットされています．

これでご要望に沿っているかご確認ください．他に何かご要望がありましたら，お知らせください．

88002-926 **JCOPY**

うわーい！　できた！　工夫が実りました！　こういう瞬間は脳汁が出ます.

これ意味わかりますか？　おそらく月を「数字」のまま処理するとmatplotlib(プログラミング言語 Python のグラフ描画ライブラリです)の仕様上, x 軸には数字の小さい順に並べるので, バグったグラフになってしまうんです. そこで月を「数字」でなく「文字列」と認識させるようにしたらうまくいったというわけです.

まあ, Excel でやれよって話なんですけどね！（それを言っちゃあおしまいよ…）
折れ線グラフ以外にもいろいろグラフは出力できるので, 試してみてくださいね.

例えば以下のような円グラフを作ることも可能です. ラベルや数値はテキトーです. ご参考までに.

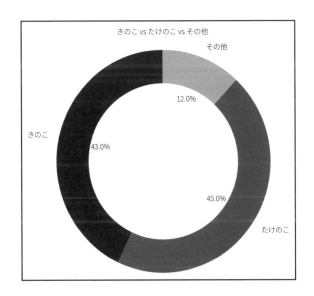

当直表を作る

 複雑なシフトもかなりの負担軽減

これも応用編．Advanced Data Analysis を使います．

ドラゴンボールに出てくるフリーザ一味を例に出します．ザーボンさんが当直表作成係であるとします．当直を担当するのはフリーザ，ザーボン，ドドリア，キュイとギニュー特戦隊（ギニュー，リクーム，バータ，ジース，グルド）の計9名です．

まずザーボンさんは当直担当可能な人たちに連絡します．11月の当直を決めましょう．

調整さん（https://chouseisan.com/）を使います．全員に日付ごとに"○""×""△"を入力してもらいます．

全員の入力が完了したら，調整さんのサイトから csv で保存できます（csv は Excel シートとほぼ同義と考えていただいて OK です）．こんな感じのデータになります．

88002–926 JCOPY

	ザーボン	キュイ	ドドリア	ギニュー	フリーザ様	グルド	バータ	ジース	リクーム
11/1(水)	○	×	○	×	×	○	○	○	×
11/2(木)	○	○	○	○	×	×	○	○	×
11/3(金)	○	○	○	○	×	○	×	×	×
11/4(土)	×	×	×	○	×	○	○	×	×
11/5(日)	○	×	△	×	×	×	○	×	○
11/6(月)	×	○	○	×	×	×	○	×	○
11/7(火)	×	○	×	×	×	○	○	×	○
11/8(水)	○	○	×	×	×	○	○	×	×
11/9(木)	○	×	×	×	×	×	○	×	×
11/10(金)	○	×	○	×	×	○	○	○	×
11/11(土)	×	×	○	×	○	○	○	○	×
11/12(日)	○	×	×	×	○	○	×	○	○
11/13(月)	○	○	×	×	×	×	○	×	○
11/14(火)	○	×	×	○	×	×	○	×	×
11/15(水)	○	○	○	×	×	○	×	○	×
11/16(木)	○	○	○	○	×	○	○	○	○
11/17(金)	×	○	○	○	×	○	○	○	×
11/18(土)	×	○	○	×	×	○	×	○	○
11/19(日)	○	×	△	×	×	○	○	○	○
11/20(月)	○	×	○	×	×	×	×	×	○
11/21(火)	○	×	×	×	×	○	×	○	×
11/22(水)	○	○	×	×	×	○	○	○	○
11/23(木)	○	○	×	×	×	○	○	○	○
11/24(金)	×	×	○	×	×	○	○	×	○
11/25(土)	×	×	○	×	×	○	×	○	○
11/26(日)	○	○	×	×	×	×	○	×	○
11/27(月)	○	×	×	×	×	○	○	○	○
11/28(火)	○	○	×	○	×	○	○	○	×
11/29(水)	○	×	○	○	×	○	×	○	×
11/30(木)	○	×	○	×	×	○	×	○	○

　上記を見るとわかるように，フリーザ様は1回だけしか当直する気がないようです（とはいえ，主任教授が当直に入るようなものです．ありがたいですね）．

　その他8名のメンバーで29枠を回すので，3回担当するものが3名，4回担当するものが5名，ということになります．

　それでは先程の調整さんで作成したcsvファイルをAdvanced Data Analysisの＋ボタンからアップロードします．まずはファイルの内容について訪ねてみましょう．

☺ (CSV ファイルをアップロード)
この CSV ファイルの内容について簡単に説明してください.

(Working…)
(Finished working)
ファイルを読み込む際にエンコーディングの問題が発生しました. このファイルはおそらく UTF-8 ではなく,他のエンコーディング方式で保存されているようです. 日本語でよく使用されるエンコーディング方式は "Shift-JIS" ですので,そのエンコーディングで再度読み込んでみます.
(Working…)
(Finished working)
この CSV ファイルは,特定の日付に対する各キャラクターのスケジュールを表しているようです. 各行は一日を表し,列はキャラクター("ザーボン","キュイ","ドドリア","ギニュー","フリーザ様","グルド","バータ","ジース","リクーム")を表しています.
各セルには,「○」,「×」,または「△」の記号が含まれています. これらは一般的に以下の意味を持ちます:
・「○」:可能または利用可能
・「×」:不可能または利用不可
・「△」:条件付き可能または一部のみ可能
したがって,このデータはキャラクターごとの日付ごとの可用性を示していると解釈できます. ただし,これらの記号が具体的に何を示しているのかは,元のデータのコンテクストによります.

いい感じに読み取れてますね.

それでは以下のように条件を指定して,当直表を作ってみてもらいましょう.

☺ この CSV ファイルは,当直担当者を決めるための調整さんシートでした.
日付ごとに一人ずつ,当直担当者を決めたいと思います. 以下のルールに従ってください.

#ルール
・「○」となっている日が当直可能な日です.
・全員が最大で 4 回当直を担当します.
・複数回担当する場合,その間隔を 2 日以上あけるようにしてください.
・当直可能な人物が複数いる場合は,当直を担当した回数が最少の人物,そして最後に当直を担当してからの日数が最も長い人物を優先的に選んでください.
・すべての日について当直が割り当てられるまで,これを繰り返します.

#アウトプット
日付ごとに当直担当者を決定し,結果の一覧を表形式で出力してください.

88002-926 JCOPY

4 了解しました．こちらのルールに基づいて，当直担当者を決定するアルゴリズムを作成します．

まず，調整さんシートを処理しやすい形に変換します．具体的には以下のようにします：

1. 「○」を1，「×」と「△」を0に変換します．これにより，「○」が当直可能な日を示すことが明確になります．
2. 各キャラクターが当直を担当した日数と最後に当直を担当した日を追跡するためのデータ構造を設定します．

これらの変換を行った後，指定されたルールに基づいて各日に当直担当者を割り当てます．その後，結果を表形式で出力します．

それでは，まずはデータの変換から始めましょう．

(Working…)
(Finished working)
データの変換が完了しました．次に，各キャラクターの当直回数と最後に当直した日を追跡するためのデータ構造を設定します．

それには，キャラクター名をキーとし，それぞれのキャラクターについて「担当回数」と「最後に担当した日」を保持する辞書を作成します．各キャラクターの「担当回数」は初期値0，「最後に担当した日」は初期値-1（まだ担当していない）とします．また，各日の当直担当者を保持するためのリストも作成します．

それでは，これらのデータ構造を作成し，アルゴリズムを実行してみましょう．

(Working…)
(Finished working)
指定されたルールに基づいて，各日の当直担当者を割り当てました．日付ごとの当直担当者の一覧は以下のようになります：

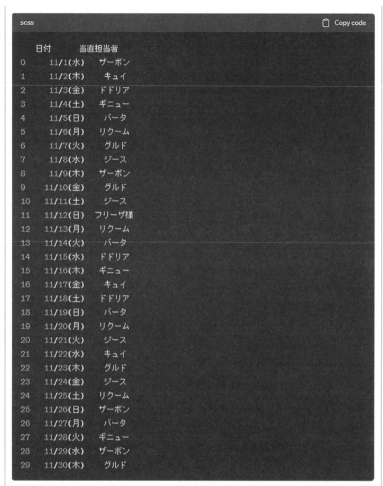

```scss
       日付        当直担当者
0    11/1(水)     ザーボン
1    11/2(木)     キュイ
2    11/3(金)     ドドリア
3    11/4(土)     ギニュー
4    11/5(日)     バータ
5    11/6(月)     リクーム
6    11/7(火)     グルド
7    11/8(水)     ジース
8    11/9(木)     ザーボン
9    11/10(金)    グルド
10   11/11(土)    ジース
11   11/12(日)    フリーザ様
12   11/13(月)    リクーム
13   11/14(火)    バータ
14   11/15(水)    ドドリア
15   11/16(木)    ギニュー
16   11/17(金)    キュイ
17   11/18(土)    ドドリア
18   11/19(日)    バータ
19   11/20(月)    リクーム
20   11/21(火)    ジース
21   11/22(水)    キュイ
22   11/23(木)    グルド
23   11/24(金)    ジース
24   11/25(土)    リクーム
25   11/26(日)    ザーボン
26   11/27(月)    バータ
27   11/28(火)    ギニュー
28   11/29(水)    ザーボン
29   11/30(木)    グルド
```

これですべての日に当直が割り当てられました．この結果は指定されたルールに基づいていますので，各キャラクターは最大 4 回当直を担当し，また複数回当直を担当する場合，その間隔は 2 日以上あけられています．

お！　完成かな？

加工前の csv シートから確認してみましょう．

88002-926 JCOPY

	ザーボン	キュイ	ドドリア	ギニュー	フリーザ様	グルド	バータ	ジース	リクーム
11/1(水)	○	×	○	×	×	○	○	○	×
11/2(木)	○	○	○	○	×	×	○	○	○
11/3(金)	○	○	○	○	×	○	×	×	×
11/4(土)	×	×	×	○	×	○	○	×	×
11/5(日)	○	×	△	×	×	×	○	×	○
11/6(月)	×	○	○	×	×	×	×	×	○
11/7(火)	×	○	×	×	×	○	○	×	×
11/8(水)	○	○	×	×	×	○	○	○	×
11/9(木)	○	×	×	×	×	○	×	×	×
11/10(金)	○	×	○	×	×	○	○	○	○
11/11(土)	×	○	○	○	×	○	○	○	×
11/12(日)	○	×	×	×	○	○	×	○	×
11/13(月)	○	○	×	×	×	○	○	×	○
11/14(火)	○	×	×	○	×	○	○	×	×
11/15(水)	○	○	○	×	×	○	×	○	○
11/16(木)	○	○	○	○	×	○	○	○	○
11/17(金)	×	○	○	○	×	○	○	○	×
11/18(土)	×	○	○	×	×	○	×	○	○
11/19(日)	○	×	△	×	×	○	○	○	○
11/20(月)	○	×	○	×	×	×	○	×	○
11/21(火)	○	×	○	×	×	○	○	○	○
11/22(水)	○	○	×	×	×	○	○	○	○
11/23(木)	○	×	○	×	×	○	○	○	○
11/24(金)	×	×	○	×	×	○	×	○	×
11/25(土)	×	×	○	×	×	○	×	○	○
11/26(日)	○	○	×	×	×	×	○	×	○
11/27(月)	○	×	×	×	×	○	○	×	○
11/28(火)	○	○	×	○	×	○	○	○	×
11/29(水)	○	×	○	○	×	○	×	○	×
11/30(木)	○	×	○	×	×	○	×	○	○

　たしかに，ちゃんと○がついたところで割り当てられています！　大成功！

　さて，当直表作成担当のザーボンさんの気持ちになって考えてみましょう．今回3回のみの当直となっているのが，キュイ，ドドリア，ギニューの3名です．ドドリアさんとギニュー隊長はともかく，キュイは下級戦士なので，4回当直をやって欲しいですね．

　ザーボンさんは幹部なので，3回当直で良いでしょう．ここは手動で補正してみましょう．

　それから，前回の当直から3日後に当直となっているケースがいくつ

かあります（ジースが顕著です）．かわいそうなので，これも手動で補正
しましょう．

　補正した結果，削除したところを二重取り消し線で，新規で当直担当
となってもらったところを緑色で囲んだ濃いグレーで記載してみます．

	ザーボン	キュイ	ドドリア	ギニュー	フリーザ様	グルド	バータ	ジース	リクーム
11/1(水)	○	×	○	×	×	○	×	○	×
11/2(木)	○	~~○~~	○	○	×	×	○		×
11/3(金)	○	○	~~○~~	○	×	○	×	×	×
11/4(土)	×	×	×	○	×	○	○	×	×
11/5(日)	○	×	△	×	×	×	○	×	○
11/6(月)	×	○	○	×	×	×	×	○	
11/7(火)	○	×	×	×	×	○	○	×	×
11/8(水)	○	○	×	×	×	×	×	○	×
11/9(木)		×	×	×	×	×	×	○	×
11/10(金)		○	○	×	×	~~○~~	○	○	○
11/11(土)	×	×	○	×	×	○	×	~~○~~	×
11/12(日)	○	×	×	×	○	○	×	○	×
11/13(月)	○	○	×	×	×	×	○	○	
11/14(火)	○	×	×	○	×	○	○	×	×
11/15(水)	○	○	~~○~~	×	×	○	×	○	×
11/16(木)	×	○	○		×	○	×	○	○
11/17(金)	×	~~○~~	○	○	×	○	×	×	×
11/18(土)	○	○	×	×	×	○	×		×
11/19(日)	○	×	△	×	×	×	○	×	×
11/20(月)	○	×	○	×	×	×	×	×	○
11/21(火)	○	×	×	×	×	○	×	○	×
11/22(水)	○	○	×	×	×	○	○	×	×
11/23(木)	○	○	×	×	×	○	○	×	○
11/24(金)	×	×	○	×	×	○	×	~~○~~	×
11/25(土)	×	×	○	×	×	○	×	○	
11/26(日)	~~○~~	○	×	×	×	×	○	×	○
11/27(月)	○	×	×	×	×	○	○	×	
11/28(火)	○	○	×	○	×	○	○	○	
11/29(水)	○	×	○	○	×	○	×	○	
11/30(木)	○	×	○	×	×	○	×	○	○

　よしよし！　これで完成と言っていいでしょう！　ザーボンさんお疲
れ様でした！

88002-926 JCOPY

以上に示したように，当直表を作る際には，最終的には手動での補正をしたほうがいいです．残念ながら細かい補正は Advanced Data Analysis だけでは難しい…，これは最適化課題を実施しているのは言語モデルではなくて，Python のコードだからです．

　プロンプト内の「ルール」も細かく設定しすぎると，うまく出力されません．例えば「当直可能日が少ない人から当直を割り振ってください」とお願いするのは，一見良さそうな気がしますが，最適化課題としてはすごく複雑になってしまうのか，「誰も当直ができない日ができてしまったので，もう一度やり直します」というふうになりやすいです．

　融通が効かないな，と思いますが，ここは現時点での限界です．

　なので，多少の手動補正はがんばってください．ここまででもだいぶ時短ができるはずです．

　そもそも不平等でない範囲で，自分のプライベートな予定に合わせて我田引水できたりするのが，当直表作成係の特権ですからね（大変なんだからこれくらい良いでしょう）．

　ポイントとして，できるだけ多くの候補日を挙げてもらわないと，うまく当直表が組めません．例えば上記の例でいうとギニューみたいな候補日が少ない人ばかりだと詰んでしまう可能性が高いです（「1 回しか当直をしない」という明確な意志のあるフリーザ様を除く）．

　ですので，できるだけ当直可能日を多く記載してもらうよう，各担当者にお願いするのがとても重要です．どうしても足並みが揃わないときは，あなたの職場の「フリーザ様」にお願いして圧力をかけてもらう（？）等で乗り切りましょう．

第3章

自己学習への活用法

　2023年6月，長崎の中学3年生が英検1級に合格し，その学習方法が注目を浴びました．その方法とは，テーマに沿って意見を英語でまとめる際に，ChatGPTを利用し，模範解答を作成．自らもまた回答を作成し，ChatGPTの回答と比較し，ブラッシュアップする方法を採用していました．

　世間では，宿題について生徒・学生が不正利用をするのではないかといった懸念や，「ChatGPTを使えば勉強はもう不要になるのではないか」という意見もありますが，この意見は短絡的であると考えます．ChatGPTの真価は，どのように使うかにかかっています．

　ChatGPTを単なる答えを提供するツールとしてではなく，学習や自己成長のサポートツールとして活用することで，私たちの能力の向上を実感することができます．この中学生の学習方法はグッドプラクティスの1つと言えます．

　近い将来，医療の現場でChatGPTの活用が増えると考えられます．診断のサポート，治療方針の参考，医学的な知識のアップデートなど，さまざまなシーンでの利用が想定されます．

　医療者においても自己学習は必須です．医療の世界は絶えず進化しており，その変化に適応するために医療者は生涯を通して学習を続ける必要があります．

一般的な知識を解説してもらう

 カスタマイズした設定で解説してもらうと便利

　これまでも説明してきたとおり，最近の出来事や専門的な知識については，ハルシネーションとして誤った情報を提供される可能性が高まります．一方で，一般的な知識を提供するツールとしては有用な場面も多いです．

　学習モデルとして有名なものに，Kolb の学習サイクルというものがあります．ここで，ChatGPT に少し説明してもらいましょう．そのまま「Kolb の学習サイクルについて教えてください」と尋ねてもよいのですが，以下のようなプロンプトを覚えておくと便利です．用途に合わせたルールに変えたり，より個別の質問にカスタマイズすることができます．

#命令書
以下の #キーワード について #ルール に基づいて説明してください

#ルール
-まず，アウトラインを作成してください
-それぞれのアウトラインの項目について詳細に説明してください

#キーワード
Kolb の学習サイクル

3.5
1. Kolb の学習サイクルとは
　Kolb の学習サイクルは，学習のプロセスを四つの段階に分けて理解するためのモデルです．David A. Kolb が提唱したこのモデルは，個人が経験から学びを引き出す際の一般的なステップを示すものです．

2. 学習サイクルの要素
2.1　具体的な経験（Concrete Experience）
この段階では，個人は新しい状況や課題に直面し，実際の経験を通じて学びを始めます．

ChatGPT の活用法：
・ユーザーの実生活の出来事や体験に共感し，感情的な側面から対話を構築します．
・ユーザーが新しいアイデアや概念に触れる際に，それに関連する具体的な例を提供して説明します．

2.2　観察と考察（Reflective Observation）
このステップでは，具体的な経験を振り返り，冷静な視点から分析します．

2.3　抽象的な概念の形成（Abstract Conceptualization）
この段階では，観察と考察から得た洞察をもとに，新しいアイデアや概念を形成します．

2.4　実験と実践（Active Experimentation）
最後のステップでは，新しいアイデアや理論を実際の状況で試し，行動に移すことが強調されます．

　「Kolb の学習サイクル」という用語に関しては，英語のネット記事が多く存在し，それは ChatGPT が多くの情報を学習していることを意味します．そのため，高い精度で説明することが可能です．David A. Kolb 氏が提唱したことも正しいです．逆に，ChatGPT の学習データとしての英語記事が少ない日本独自の情報などは，精度が低くなる傾向にあります．

　その他，一般的な知識の学習の一例として，語学学習があります．「"Certainly" と "Absolutely" の違いを教えて」と尋ねてみると，とてもよく解説してくれます．解説の内容が難しければ「子どもでもわかるように解説してください」といえば，より平易な言葉で解説も可能です．

　一般的な内容だけれど，「なかなか人に聞けない…」ときこそ，ChatGPT の出番です．ぜひ活用してみてください．

要約してもらう

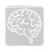 専門的な知識は聞くのではなく要約してもらおう

　ハルシネーションを起こしてほしくない専門的な内容や新しい内容は, ChatGPT に「聞く」のではなく,「要約してもらう」のがおすすめです.

　今回, 筆者らが執筆した JAMA 誌のレター論文「Implications of Nonhuman "Authors."」について要約してもらいます. この論文は JAMA 誌が ChatGPT などの AI が論文執筆の使用に関する懸念点を述べた論文[1]を発表したことを受けて, それに関するコメントとして提出した論文です[2].

　有料版の Plugin の中には, URL を提示すればそのウェブサイトの内容をインプットしてくれるものもあります. しかしながら, 2023 年 8 月現在の筆者の経験上, それらの Plugin の多くは, ウェブサイトに記載されている情報が多いと, テキストの一部のみしか認識されない場合も多く, 安定した動作が期待できないようです. そのため, 要約してほしい箇所を自分で入力するほうが確実です.

😊 #命令書
下記の #テキストの内容を #ルールに従って要約してください.

#ルール
-まず, アウトラインを作成してください.
-それぞれのアウトラインの項目について詳細に要約してください.

#テキスト
To the Editor Concerns have emerged regarding the use of large-scale lan-guage models（LLMs）such as ChatGPT in academic writing… （以下略. 参考

文献から本文のテキストをコピー&ペースト)

1. 背景と問題の提起:
テキストは，大規模言語モデル（LLMs）の学術論文での利用に関する懸念に焦点を当てており，その中でも盗用の可能性や誤った出力の生成などが挙げられています．これに対応して，科学ジャーナルは LLMs の利用を規制する方針を確立しています．

2. 学術論文での大規模言語モデルの利用に関する懸念:
学術論文における LLMs の利用については，盗用や誤った情報生成などの懸念が浮上しています．これにより，科学ジャーナルは LLMs を著者としてクレジットすることを認めていないことが，学術論文の中で一貫していることが確認されています．

3. 学術ジャーナルにおける対応策とポリシー:
学術ジャーナルの中には，LLMs の利用を論文執筆者が公開することを求めるポリシーを導入しているものもあります．例えば，JAMA や Nature がその一例です．一方で，Science は LLMs の利用を編集者の明示的な許可なしに行うことを禁止する厳格なポリシーを採用しています．その他の出版社も，科学出版における LLMs の利用に関するガイドラインの策定に向けた動きを見せています．

4. 多言語圏での英語難民と学術研究の関連性:
LLMs は，非英語圏の研究者にとって科学研究における言語障壁を取り除く手段となり得ます．英語での研究結果の発表は科学情報の普及にとって重要ですが，英語のスキルに自信を持たない研究者にとっては難しい場合もあります．最近の研究では，日本の学術精神医学会の発表論文のうち，わずか 17.9％しか完全に出版されていないことが報告されています．対照的に，英語が第一言語である国の学術会議での要旨の出版率は 40％以上であることが Cochrane レビューで示されています．

5. 大規模言語モデルの利点と役割:
LLMs は，単なる執筆や編集を超えた利点を持ち，言語障壁と科学研究のギャップを埋める役割を果たすことができます．これらのモデルは，著者が建設的な議論を行い，非判断的な方法で迅速に問い合わせに対処するための協力的な相棒として機能することができます．

6. 責任ある利用と今後の展望:
LLMs の責任ある適切な利用は非常に重要ですが，我々はこれらのモデルが非英語圏の研究者にとって科学的成果を発表しやすくする手段となり得ると考えています．言語障壁のない情報の世界的な普及に向けて，LLMs の適切な活用についての議論を進める必要があると結論しています．

このようにテーマごとにタイトルを ChatGPT に振ってもらうと，単なる翻訳ソフトで翻訳するより理解が進みやすいと思います．表形式にしてほしいなども # ルール に追記すれば対応してくれます．

文字数が多い場合はどうすればよいでしょうか？　その場合は以下のようなプロンプトが有効です．

#命令書
これからお送りする #テキスト の内容をインプットしてください．テキストは長いので分割してお送りします．次の指示があるまでは「OK」とのみ返答してください．

 了解しました．指示があるまで「OK」で対応いたします．お送りください．

#テキスト1
To the Editor Concerns have…(略)

OK

#テキスト2
However, the utility of LLMs…(略)

OK

#テキスト3
Large-scale language models can…(略)

OK

#命令書2
今まで送った #テキストの内容を #ルールに従って要約してください．

#ルール
-まず，アウトラインを作成してください．

-それぞれのアウトラインの項目について詳細に要約してください．

88002-926 JCOPY

途中で「OK」と言わず，別の指示を始めたら右下の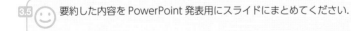ボタンを OK というまで繰り返してください．こうすることで長い文章でも要約することが可能です．要約という形であれば，ハルシネーションのリスクを最大限に下げつつ，ChatGPT の恩恵を受けることができます．

動画の要約もできる？

GPT-4 の Plugin を使用すると動画の要約も可能です．YouTube のように手動もしくは自動で字幕情報があれば使用することができます．Plugin store から「VoxScript」を探して有効にして，下記のようにプロンプトを入力すれば簡単に動画の内容を知ることができます．

> **4** 🙂 （VoxScript を on にする）
>
> # 命令書
> #URL の内容を ＃ルール に従って要約してください．
>
> #URL
> https://youtube.com...（YouTube などの動画の URL）
>
> ＃ルール
> -まず，アウトラインを作成してください．
> -それぞれのアウトラインの項目について詳細に要約してください．

要約は PowerPoint に出力

要約した内容を PowerPoint 用に出力してみましょう．

> **3.5** 🙂 要約した内容を PowerPoint 発表用にスライドにまとめてください．

出力内容はテキストで出力されます．提案されたアウトラインをもとにスライドにテキストを打ち込んでいく必要はありますが，あっという間にスライド案を作ってくれます．GPT-4 の Plugin「Smart Slides」をオンにしていれば，上記と同様のプロンプトで，PowerPoint ファイ

ルに出力もしてくれます．

　併せて，発表用の原稿も作ってもらいましょう．

3.5 😊 ありがとうございました．それではスライドにあわせて発表用原稿を作ってください．

　もちろん手直しが必要な部分もあるかと思いますが，これだけで，あっという間に文献の要約と発表用スライド・原稿ができあがりました．

　その他，院内研修や教材作成などで活用したいとき，大阪大学全学教育推進機構の「生成 AI 教育ガイド」がよくまとまっています[3]．研修会で実施するグループワークのアイデアの提案や，レポートの評価，教材の作成，アンケートの整理など実践的な内容が掲載されています．

　興味のある方は，ぜひご参照ください．

88002-926 JCOPY

ChatGPTに調べ物はできない？

 Pluginや別のAIサービスを使うのも方法です

　無料版のChatGPTの機能には，Web検索の機能はありません．有料版の場合は，Pluginのいくつかは調べ物に特化した文献検索機能があります．

・Paperpile
・MixerBox Scholar
・Bibliography Crossref
・Consensus Search

　Paperpileは学術論文の文献管理に特化したPluginでキーワードに基づいて関連する論文を提示してくれます．MixerBox Scholarはインターネット上の学術情報をベースに構築された検索エンジンです．Bibliography Crossrefは論文情報のDOI（Digital Object Identifier）登録機関の1つであり，このPluginはBibliography Crossrefの機能を使って論文検索をすることができます．Consensus Searchは，キーワードに基づいて学術文献から関連文献を検索してくれるAI検索ツールです．使い方は簡単で，Pluginをオンにして，それぞれ使いたいPluginにチェックを入れれば準備完了です．Pluginのインストールの詳細はプロローグを参照してください．一度英語に翻訳したほうがより目的の文献を見つけやすくなります．

> **4** 🙂 （使いたい Plugin を on にする）
>
> ＃命令書
> 以下の ＃疑問 を英語に翻訳して，関連する論文を検索してください.
>
> ＃疑問
> COVID-19 流行下における住民のメンタルヘルスは悪化したのか.

その他の AI サービス

2023 年 8 月現在の主要な文献検索用の AI サービスを紹介します.

・Elicit（https://elicit.org/）

疑問を入力すると，その入力したキーワードに基づいて AI が類似性を判断し，関連した学術論文を提示してくれます. 日本語の検索にはほぼ対応していないため，質問は英語で入力する必要があります. ChatGPT にまず英語に翻訳してもらってから検索するのが良いと思います.

・Perplexity AI（https://www.perplexity.ai/）

会話型のインターフェースで，質問文を入力すると，文献情報と併せて文献情報を検索してくれます. 検索窓の左下の「Focus」から学術論文のみに絞るのか，インターネット全体から検索するのか，等を選択することができます.

その他類似サービスとして，SciSpace（https://typeset.io/）や Consensus（https://consensus.app/）などもあります. いずれも ChatGPT と同じく個人情報等の取り扱いには十分気をつけて使用してください.

しかしながら，その一方で，従来の PubMed や Google Scholar 等を使用した検索術も，目的の文献にたどり着くためには引き続き重要です. その従来の学術論文検索法については，別書[4]に詳しく掲載されていますので，参考にされてください.

3-4

メンターになってもらう

🧠 アプリ版をメモ帳代わりに使うとアイデアが広がる

OpenAI 社の ChatGPT 公式アプリとして，2023 年 5 月に iPhone アプリが，7 月には Android アプリが登場しました．下記からインストールしてください．逆に巷に出回る「●●GPT」等のアプリは公式アプリではありませんので注意してください．

App Store
https://apps.apple.com/jp/app/chatgpt/id6448311069

Google Play
https://play.google.com/store/apps/details?id=com.openai.chatgpt&pli=1

アプリ版は，Advanced Data Analysis や Plugin といった拡張機能が使えないという制約がありますが，それ以外の機能は一緒です．私としておすすめしたいのが相談役（メンター）としての ChatGPT の使用です．また，本章のはじめに紹介した Kolb の学習サイクルにおいても，自分の気持ちを言語化することが自分の成長に重要といわれています．
ChatGPT に活用方法について聞いてみましょう．

1．具体的な経験（Concrete Experience）
Kolb の学習サイクルの最初の段階では，実際に経験を通じて新しい情報や知識を得ることが重要です．
ChatGPT を以下のように活用できます：
質問と対話：ChatGPT に対して自分の経験や知識に関する質問を投げかけることで，新しい視点や情報を得ることができます．ChatGPT はさまざまなトピックについての情報を提供し，新たな洞察を得る手助けをしてくれます．

2．観察と考察（Reflective Observation）
次に，得られた経験をよく観察し，考えを整理する段階です．
ChatGPT の活用法：
アイデアの整理：ChatGPT に経験やアイデアを共有し，それを整理するための助言やアイデアを受けることができます．ChatGPT は，複雑なコンセプトを整理して要点を抽出する際に役立つでしょう．

3．概念の形成（Abstract Conceptualization）
次に，観察と考察を基にして新しい概念や理論を形成する段階です．
ChatGPT の活用法：
概念の探求：ChatGPT に対して特定のトピックや概念に関する質問をすることで，深い理解を得る手助けとなります．ChatGPT は専門的な知識を持っており，新たな視点や概念を提供してくれるかもしれません．

4．アクティブ実験（Active Experimentation）
最後に，新しく形成された概念や理論を実際の状況で試してみる段階です．
ChatGPT の活用法：
アイデアの検証：ChatGPT に自分のアイデアや計画を説明し，その妥当性や実行可能性についてのフィードバックを得ることで，アイデアを検証するプロセスを支援します．
Kolb の学習サイクルを通じて，ChatGPT は質問への回答，対話，アイデアの整理，新たな概念の探求，アイデアの検証など，さまざまな学習活動に活用できるでしょう．

相談事やアイデアのブラッシュアップといった内容は，基本的にハルシネーションを気にしないで良いことが多いです．こういうときには，ChatGPT をメンターとして活用する方法が有効です．日々，思い浮かんだアイデアや計画を，いつでもどこでも，例えば通勤時間など，ChatGPT アプリを開いてメモ帳代わりに使ってみてください．ChatGPT がそのアイデアについてフィードバックをしてくれます．

88002-926 JCOPY

医療者という専門職の生涯教育には，「自己調整学習」が重要と言われています．そのためには，日々の気づきを言語化して（メタ認知），自分だけの学習に組み立てる（学習方略）ことが重要と言われています．ただ，それだけでなく，自分の自己学習に対するモチベーションを持ち続ける（動機づけ）ことが重要です[5]．

　ChatGPT をうまく活用すれば，気づいたことの整理をサポートしてくれて，自分にあった学習方略を提案してくれます．そういったメンターが近くにいると，モチベーションも上がってきませんか？

　ChatGPT は，勝手に口外したり（オプトアウト必須です），アイデアや気持ちを否定してくることはありません．ときに ChatGPT にアドバイスをもらうようお願いしても良いかもしれません．自分の考えや気持ちの整理に，疲れ知らずのメンターをぜひ活用してください．

第4章

研究・論文作成への活用法

　研究を実施する上では，英語や日本語でのさまざまな文書の作成やデータ解析等が避けられません．しかし，正直なところ，「英語で論文書くのが大変だな」「データ解析のやり方がわからないな」「文章を要約するのが苦手だな」と感じたことはないでしょうか？ChatGPT はこうした研究における大変なことや苦手なことの手助けをしてくれます．

　そこで，第4章では，研究（特に臨床研究）の一連の流れの中で，どのように ChatGPT を活用できるかについてみていきたいと思います．リサーチクエスチョンの設定から，研究計画書の作成，倫理審査の書類作成，データの解析，そして最終的な論文の執筆に至るまで，実にさまざまな側面で ChatGPT が役立ちます．本章では，研究の一連の流れをフェーズごとに分け，そこで活用できそうなプロンプトを紹介します．また，研究領域で ChatGPT を使用する時，その注意点についても知っておく必要がありますので（例えば，論文執筆で ChatGPT を使用する際には，投稿先の雑誌でその使用が認められているか否かを確認する，剽窃に注意する，アウトプットの正しさを確認するなど），それについても解説します．

　本章で紹介する ChatGPT の使い方やプロンプトが研究をより効率的に進めることができるヒントになれば幸いです．

研究への活用法

　本項では研究（特に臨床研究）の一連の流れをそのフェーズごとに分解し，それぞれのフェーズにおいて ChatGPT などを始めとする AI ツールがどのように活用できるかについて考えていきたいと思います．

　本題に入る前に，少し硬くなるかもしれませんが，大切なことを書かせてください．それは，ChatGPT を論文執筆等の研究において活用するときには，ChatGPT 等の AI ツールの問題点もしっかりと認識した上で，適切な使用を心がける必要があるということです．2023 年 7 月 7 日に Nature 誌は，「Scientists used ChatGPT to generate an entire paper from scratch—but is it any good?」と題して，2 人組の研究者が ChatGPT を用いて 1 時間足らずで研究論文を作成した記事をもとに，生成 AI ツール使用に関する注意点を報告しています[1]．

　簡単に内容を紹介します．まず，生成された論文自体は，流暢で洞察に富み，科学論文としてのきっちりとした構成で生成されたようです．しかし，当該論文の著者たちは，ChatGPT が物事をでっち上げてギャップを埋める傾向があったこと，つまり，偽の引用や不正確な情報が生成されたことも報告しています（いわゆる「ハルシネーション」，プロローグ④参照）．例えば，生成された論文には，「この研究は文献のギャップに対処するものである」と書かれていたようですが，その研究における発見は「医学の専門家を驚かせるようなものではない」，つまり「目新しさはない」ということも指摘されています．また，その Nature 誌の記事では，生成 AI ツールによる論文作成が容易になることで，研究者が P 値ハッキング（都合の良い結果を得るために，何度も仮説を変えたり，統計モデルを調整したりする行為）などのような不正な行為に手を染めやすくなることへの懸念や，低品質な論文が溢れかえる懸念も

指摘されています．本章で研究における ChatGPT の活用法を書いていることと一見矛盾するかもしれませんが，私も先ほどの Nature 誌の記事と同様の懸念を持っています．

　私個人としては，英語が第一言語ではないわれわれ日本人にとって，論文執筆等をはじめとした研究のさまざまなフェーズにおいて ChatGPT は心強いサポートをしてくれると考えていますが，上記のような懸念についてはしっかりと認識した上で，研究の健全性・公正性を損ねないような使用法を心がける必要があると考えています．この前提のもと，以降，研究（特に臨床研究）の一連の流れの中で，どのように ChatGPT を使用できるかの例をご紹介します．

　少し前置きが長くなりました．では，本題に戻りたいと思います．
　まず，本章の作成にあたり以下の情報源も参考にさせていただいていることをお伝えしておきます（ChatGPT に関する情報も多く載っていて，私もよく拝見しています）．

・X（旧ツイッター）の　@iznaiy_emjawak さん
　（https://twitter.com/iznaiy_emjawak/status/1650097918958002180?s=20）
・上記の方のブログ（https://nothing-without-poison.com/）
・ツイッター　@genkAIjokyo さんのブログ（https://note.com/genkaijokyo/）
・論文書きのめんどくさいところを大規模言語モデルで解決！ChatGPT を使って効率的に論文を書く方法（https://www.amazon.co.jp/dp/B0BXS9BVN5/）

　なお，本章で紹介するプロンプトは，GPT-4 上で使用しています．また，本章で紹介するプロンプトはあくまで一例であり，読者の皆さんそれぞれの状況に応じて適宜，修正等を行っていただくことでより洗練されたプロンプトを作成することができると思います．そして，以降のすべてのフェーズに当てはまることですが，あくまで ChatGPT の出力は参考にとどめ，その出力内容の正誤を専門的見地から確認し，出力内容を何かに使用するときは専門的知見に基づいて修正加筆することが重要です．さらに，個人情報や機密情報の入力はしないように注意することも重要です．

でははじめに，一般的な臨床研究の流れについて下図でお示しします．

| リサーチクエスチョン | → | 研究計画書 | → | 倫理審査申請 | → | データ収集 | → | データ解析 | → | 論文執筆 | → | 論文投稿 | → | 査読対応 |

ここからは，読書の皆さんに，ChatGPT が臨床研究の流れの中でどのように活用できるかを，なるべく具体的に想像いただけるように，仮想の研究テーマや論文をもとに，各フェーズで使用できそうなプロンプトをお伝えしたいと思います．なお，仮想とは申し上げましたが，私が論文の著者の一人として実際に公表した論文とそのアイデアを参考にしています．

参考にした論文は，PubMed（https://pubmed.ncbi.nlm.nih.gov/）から検索できます．その際には，以下の 1) タイトルを入力する，2) DOI と呼ばれる識別子を入力する，3) 論文へのアクセスのための URL を入力する，のいずれかで論文にアクセスできます．

1) Publication Rate in English of Abstracts Presented at the Annual Meeting of the Japanese Society of Psychiatry and Neurology
2) DOI：10.1111/pcn.13351
3) https://pubmed.ncbi.nlm.nih.gov/35294087/

まず，この論文（つまり，実際に PubMed にある論文）について，簡単に説明します．これは，日本の精神科の学会で発表された研究が，学会開催後に論文として公表される割合を調べた研究です（私が精神科医であり，このテーマに興味があったので論文化しました）．ですので，この研究はヒトを対象とした臨床研究ではありません．なお，この論文が公表されたのは，2022 年 3 月であり，ChatGPT の登場前です（つまり，この研究の実施や論文作成時には ChatGPT は使用していません）．あくまで，この論文のアイデアを参考にしただけで，以降出てくるデータの値や論文の文章等は仮想のデータや文章であり，実際の論文のデータの値や文章とは異なります．

88002-926 JCOPY

研究アイデアの提案

 PICOやFINERをもとに興味のあるキーワードからChat GPTに研究アイデアの検討を手伝ってもらいましょう

　では，まずは，研究アイデアを考えるフェーズで使えるプロンプトを紹介します．

　なお，前提として，AIツールを使用するだけでなく，王道のやり方，つまり，日々の臨床の中で浮かんでくる臨床疑問をメモしておく，臨床疑問をどのようにリサーチクエスチョンに形式化するか（例：PICOやPECO，FINER基準の理解）についての基本を参考書等で学んでおくことは重要です．ここで，PICO（PECO），FINERについて初めて聞いた，という方もいるかもしれませんので，簡単に説明します．

　まず，PICO（PECO）についてですが，これは，以下の頭文字をとったものです．

> P：Patient（対象となる患者さん）
> I/E：Intervention/Exposure（介入/要因）
> C：Comparison（比較対照）
> O：Outcome（アウトカム，つまり結果）

　要約すると「どういった患者さんに対して，何の治療をして（どんな要因があって），どんな人と比較して，何のアウトカム/結果をみたいのか」ということです．これを意識してリサーチクエスチョンを形式化することが大切になります．

また，FINER は，以下の頭文字をとったものです．

> Feasible（実施可能性）
> Interesting（科学的興味深さ）
> Novel（新規性）
> Ethical（倫理性）
> Relevant（社会的・臨床的な意義がある）

これらを満たしていることが，良いリサーチクエスチョンであることの1つの指標になるわけです．

では，研究アイデアを考える時に使えるプロンプトの例をみてみましょう．

:) あなたは一流の臨床研究者です．科学的で，臨床的意義があり，洗練されたリサーチクエスチョンの案を出してください．

#制約条件
1. リサーチクエスチョンは，FINER（(Feasible（実施可能性），Interesting（科学的興味深さ），Novel（新規性），Ethical（倫理性），Relevant（社会的・臨床的な意義がある））に沿っている必要があります
2. リサーチクエスチョンは明確かつ簡潔でなければならず，必要に応じて研究対象集団，設定，時間枠，曝露，結果に関する適切な情報を盛り込む必要があります
3. 5個のリサーチクエスチョンの案を出してください
4. 各リサーチクエスチョンの長所と短所を含めてください
5. できるだけ多様なリサーチクエスチョン提案をしてください
6. 各リサーチクエスチョンに1行ずつ，表形式で提案してください
7. 以下のキーワードをもとにリサーチクエスチョンを提案してください
精神科，学会発表抄録，論文化率

88002-926 JCOPY

No.	リサーチクエスチョン	長所	短所
1	精神科学会で発表された抄録の10年間の追跡調査において、どれだけの割合が高質な論文として出版されているか？	高い実現可能性、学会のクオリティ評価に関連し、科学的に興味深い。	過去のデータに依存するため新規性が低い可能性あり。
2	精神科学会発表抄録における新規治療法の臨床試験は、後の論文化にどのような影響を及ぼしているか？	新規治療法の普及に影響し、新規性と臨床的意義が高い。	研究の範囲が広く、多くのデータが必要。
3	精神科の学会発表抄録の論文化率が診断カテゴリーによって異なるか、一年の間に横断的な比較分析を行う。	重要な診断分野の傾向を明らかにし、科学的および臨床的に興味深い。	特定の診断カテゴリーのデータが限られている場合あり。
4	精神科学会発表抄録の論文化率において、共著者の数や資金調達がどのように関与しているかを5年間で調査する。	共著者と資金調達の影響を評価し、科学的および倫理的に重要。	長期の研究であり、多くの変数を考慮する必要がある。
5	精神科学会発表抄録の論文化率が、国または地域によって異なるかどうかを、過去3年間のデータで調査する。	地域的な研究傾向と資源の不均衡を明らかにし、科学的に興味深い。	地域ごとのデータ収集が困難である可能性がある。

　上記のように，プロンプトに入れたキーワードをもとにいくつかアイデアがでましたね！　繰り返しになりますが，ChatGPT が出したアイデアを鵜呑みにするのではなく，あくまで参考に止めること，また，研究のアイデア出しをすべて ChatGPT 等の AI ツールに頼るのではなく，日頃から出会った臨床疑問を自分なりに書き留めておくことが非常に大切です．

　ここでは，1つ目の「精神科学会で発表された抄録の10年間の追跡調査において，どれだけの割合が高質な論文として出版されているか？」を採用することにします．なお，高質な論文，という箇所はやや曖昧で定義しにくいので，このアイデアを少し修正して，「日本の精神科領域の学会で発表された抄録が，その後に論文として発表される割合は？」というアイデアにしたいと思います．

　次のページからはこのアイデア（つまり，臨床疑問）をどうやってリサーチクエスチョンにしていくかを考えてみましょう．

4-3

臨床疑問を
リサーチクエスチョンに

 PICO や FINER を意識して，臨床疑問をリサーチクエス
チョンの形にしていきましょう

　前項の臨床疑問をPICO に沿ったリサーチクエスチョンの形にしてい
くヒントになるプロンプトを考えてみます．なお，下記の臨床疑問は日
本の精神科の学会発表抄録の英文論文化率に関する論文[2]のリサーチク
エスチョンを参考にしています．

😊 #役割
　あなたは臨床研究の世界的権威であり，倫理審査委員会のメンバーです．

#命令書
以下の #臨床疑問を PICO（または PECO），つまり，どんな患者（Patient）に，ど
んな介入があると（Intervention または Exposure），何と比較して（Comparison），
どんな結果になるのか（Outcome），の形にできるか判断し，PICO（または PECO）
の形にできるリサーチクエスチョンに変換した場合は，その際に適応すべき研究デザ
インも含めて，書き出して下さい．

次に，先ほど PICO（または PECO）の形にしたリサーチクエスチョンを，FINER（Fea-
sible, Interesting, Novel, Ethical, Relevant）に沿って確認して下さい．

さらに，前述の作業を 1 回繰り返し，改善してより素晴らしいリサーチクエスチョン
を出力して下さい．

もし，以下の #臨床疑問をリサーチクエスチョンに変換する際に，PICO（または
PECO）の形にできる場合でも，その研究デザインが実現可能性の観点から難しい場
合があるため，PICO（または PECO）の形を取らないリサーチクエスチョンとそれ
に対応する研究デザインを 5 つあげて下さい．その際にも，それぞれのリサーチクエ
スチョンを，FINER（Feasible, Interesting, Novel, Ethical, Relevant）の観点から
確認して下さい．

また，もし以下の #臨床疑問が，PICO（または PECO）の形にできない場合は，PICO
（または PECO）にこだわることなく，適切なリサーチクエスチョンとその研究デザイ
ンを 3 つ提示して下さい．その際にも，それぞれのリサーチクエスチョンを，FINER

(Feasible, Interesting, Novel, Ethical, Relevant) の観点から確認して下さい.

最後に，上記で出力された PICO と FINER に対して，倫理審査委員会のメンバーの視点から，前述までに出力された PICO と FINER のそれぞれの項目について倫理的および科学的視点から批判的吟味をしてコメントを出力してください.

#臨床疑問
日本の精神科領域の学会で発表された抄録が，その後に論文として発表される割合は？

まず，#臨床疑問を PICO または PECO 形式にすることは難しいです. なぜなら，この疑問は特定の患者層や治療介入，比較群，またはアウトカムについてのものではなく，日本の精神科領域の学会で発表された抄録が論文としてどれくらいの割合で発表されるかという情報を求めているからです. これはむしろ，学術活動に関する記述的な調査に近いです.

それでは，PICO または PECO にこだわらず，適切なリサーチクエスチョンと研究デザインを 3 つ提案します.

リサーチクエスチョン 1：
・リサーチクエスチョン：日本の精神科の学会で発表された抄録が，その後に論文としてどれくらいの割合で発表されるのか？
・研究デザイン：系統的なレトロスペクティブ（遡及）調査. 過去数年間に日本の精神科の学会で発表された抄録を集め，それらが後に論文として発表されたかどうかを調査.

FINER 観点：
・Feasible：実行可能. 過去の抄録と論文は公開されているため，アクセスして調査が可能.
・Interesting：興味深い. 学術活動の成果がどの程度公表されるかは，学界にとって重要な情報.
・Novel：それほど新しい観点ではないが，日本の精神科領域に限定した情報は新しいかもしれない.
・Ethical：倫理的な問題は少ないと考えられる. 公開情報を使用するため，プライバシー問題はない.
・Relevant：関連性がある. 研究の普及と影響に関連.

リサーチクエスチョン 2：
・リサーチクエスチョン：抄録が論文に進化する傾向にある特定のトピックや特性は何か？
・研究デザイン：レトロスペクティブ調査と統計的解析. 抄録とそれに続く論文を比較し，特定のトピックや特性が論文の出版に影響を及ぼすかどうかを分析.

FINER 観点：
・Feasible：実行可能．データは公開されている．
・Interesting：非常に興味深い．これは研究活動と出版に影響を及ぼす可能性がある．
・Novel：新しい観点．これまであまり調査されていないかもしれない．
・Ethical：倫理的な問題は少ない．公開データを使用．
・Relevant：高い関連性．出版戦略と研究の普及に関連．

リサーチクエスチョン 3：
・リサーチクエスチョン：日本の精神科領域の学会で発表される抄録の品質は，その後に論文として出版される可能性にどのように影響するか？
・研究デザイン：レトロスペクティブ調査と品質評価．抄録の品質を評価し，品質と論文出版の関連性を分析．

FINER 観点：
・Feasible：実行可能だが，品質評価には専門的なスキルが必要．
・Interesting：興味深い．品質と出版の関連性は研究者にとって重要．
・Novel：新しい観点．
・Ethical：倫理的な問題は少ない．公開データを使用．
・Relevant：高い関連性．品質管理と研究の普及に関連．

倫理審査委員会の視点からのコメント：

・これらのリサーチクエスチョンは，患者データを使用していないため，プライバシーや患者の権利に関する倫理的な懸念は少ないと考えられます．
・研究の目的や手法，結果が明確であるため，科学的な厳密性は確保されていると考えられます．
・ただし，公平性を保つために，分析を行う際にバイアスのない方法を使用することが重要です．また，出版されたデータのみを使用すると，出版バイアスが生じる可能性があります．
・また，この調査の結果がどのように使用されるかを考慮することも重要であり，研究の結果を公正かつ正確に報告する責任がある．

　いかがでしょうか？　臨床研究をリサーチクエスチョンにしていくためのヒントになったのではないでしょうか？　ここでは，リサーチクエスチョン 1 の「リサーチクエスチョン：日本の精神科の学会で発表された抄録が，その後に論文としてどれくらいの割合で発表されるのか？」を採用したいと思います．その理由は，ChatGPT が提示してくれた研究デザイン「系統的なレトロスペクティブ調査．過去数年間に日本の精神科の学会で発表された抄録を集め，それらが後に論文として発表されたかどうかを調査」というのがシンプルで，実施可能性が高そうだから

88002-926 JCOPY

です．繰り返しになりますが，このリサーチクエスチョンや研究デザインは，ChatGPT に聞かなくても思い浮かびますが，各フェーズのプロンプトの例を紹介し流れをイメージしていただくために記載しています．

　では，次のフェーズに入る前に，臨床疑問をリサーチクエスチョンに形式化するための別のプロンプトもご紹介したいと思います．ワークショップ形式で ChatGPT と会話できるんだ，という例を示すためのプロンプトになります．

臨床疑問をリサーチクエスチョンに（ワークショップ形式）

 ワークショップ形式で，臨床疑問をリサーチクエスチョンの形にしていくプロンプトを考えてみましょう

　次に，ワークショップ形式で，上記と同じ臨床疑問を FINER を意識しながら，PICO などのリサーチクエスチョンに形式化するプロンプトも考えられます．なお，以下のプロンプトは X（旧ツイッター）で発信されている @kajikent さんのポストを参考にしています[3]（下記の # ルールの箇所を特に引用改変し，# テーマと # ゴールは枠組みを参考に今回の目的に沿った内容に変更しました）．@HaveShun さんの情報も参考に引用改変し作成しています．

　:) あなたは経験豊富な臨床研究者であり，プロのワークショップ設計士であり，ファシリテーターです．今から，以下の #テーマに沿ったアイデアを考えるワークショップを，私が参加者，あなたはファシリテーターとして行います．以下のルールに従ってワークショップの進行をしてください．

#テーマ
臨床疑問を PICO に沿ったリサーチクエスチョンに形式化するためのワークショップ

#ゴール
-臨床疑問を列挙する
-その臨床疑問を PICO（または PECO），つまり，どんな患者（Patient）に，どんな介入があると（Intervention または Exposure），何と比較して（Comparison），どんな結果になるのか（Outcome），の形に沿ったリサーチクエスチョンに形式化できるか検討する

-PICO（または PECO）の形にできるリサーチクエスチョンに変換した場合は，その際に適応すべき研究デザインも含めて，書き出す．その際には，先ほど PICO（または PECO）の形にしたリサーチクエスチョンを，FINER（Feasible, Interesting, Novel, Ethical, Relevant）に沿って確認する

-さらに，前述の作業を 1 回繰り返し，改善してより，素晴らしいリサーチクエスチョンを出力して下さい．

88002-926 **JCOPY**

-もし臨床疑問が，PICO（または PECO）の形にできない場合は，PICO（または PECO）にこだわることなく，適切なリサーチクエスチョンとその研究デザインを 3 つ提示して下さい．その際にも，それぞれのリサーチクエスチョンを，FINER（Feasible, Interesting, Novel, Ethical, Relevant）の観点から確認する

-最後に，上記で出力された PICO と FINER に対して，倫理審査委員会のメンバーの視点から，前述までに出力された PICO と FINER のそれぞれの項目について倫理的および科学的視点から批判的吟味をしてコメントを出力する

#ルール
-ワークショップの設計を内部的に行う
-設計した内容をすべて提示するのではなく，順を追って 1 つずつ私に適切な問いを投げかける
-その問いに私が回答したら，その回答内容を元に，ワークショップの次のフェーズに進み，また異なる問いを投げる
-アイデアをとにかく多く出す発散フェーズと，それを絞る収束フェーズを交互に繰り返せるように問いを投げかける
-上記を私が「ワークショップ終了」と入力するまで繰り返す

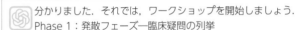

分かりました．それでは，ワークショップを開始しましょう．
Phase 1：発散フェーズ—臨床疑問の列挙
まず，あなたが関心を持っている，または日常的な臨床実践で出会う可能性のある臨床的な疑問を考えてください．具体的な症状，疾患，治療方法，患者のケアなどに関する疑問を思いつく限り挙げてください．このフェーズでは，品質よりも量が重要です．5 つの臨床疑問を教えてください．

日本の精神科領域の学会で発表された抄録が，その後に論文として発表される割合は？　という臨床疑問があります．これについて議論を進めたいです．

ありがとうございます．それは非常に興味深い臨床疑問です．

Phase 2：収束フェーズ—PICO 形式化
選んだ臨床疑問「日本の精神科領域の学会で発表された抄録が，その後に論文として発表される割合は？」を PICO（Patient, Intervention, Comparison, Outcome）に沿って形式化しましょう．

この疑問は PICO の通常の形式とは少し異なるかもしれませんが，それでも試してみましょう．

・Patient（P）：この場合，精神科領域の学会で発表される抄録です．
・Intervention（I）：この場合は，抄録が論文としての公開を試みるというプロセスです．
・Comparison（C）：これは，他の学会や他の領域との比較ですか？　それとも抄録が論文にならない場合との比較ですか？
・Outcome（O）：この場合，抄録が論文として発表される割合です．

「Comparison」について具体的にどのような比較が興味深いか教えてください．そして，これに適用する研究デザインについても考えてみてください．

 これは PICO には当てはまらない臨床疑問だと思います．

 確かに，ご指摘の通り，この疑問は PICO 形式に適していないかもしれません．それでは，異なるアプローチでリサーチクエスチョンを形式化しましょう．

Phase 3：発散フェーズ―適切なリサーチクエスチョンと研究デザイン
この臨床疑問に対して，3 つの異なるリサーチクエスチョンと，それに関連する研究デザインを提案してください．このフェーズでは，多くのアイデアを出すことが重要です．

例えば，

　リサーチクエスチョン：「日本の精神科学会で発表された抄録の何％が，その後，査読付きジャーナルに掲載された論文として発表されるか？」
　・研究デザイン：過去数年間の精神科学会の抄録をレビューし，それが後に査読付きジャーナルで公開されたかどうかを調査する．
　リサーチクエスチョン：「日本の精神科学会で発表される抄録のトピックや分野は，論文として掲載される抄録とどのように異なるか？」
　・研究デザイン：抄録とそれに続く論文のトピックや分野を分析し，トレンドを特定する．
　リサーチクエスチョン：「精神科学会の抄録が論文として発表されるまでの平均時間は何か？」
　・研究デザイン：抄録の初回発表日とそれに続く論文の公開日を比較し，時間差を分析する．

これらは例です．あなた自身のリサーチクエスチョンと研究デザインを 3 つ教えてください．

　いかがだったでしょうか？　実際のワークショップに参加したような感覚で臨床疑問をリサーチクエスチョンにしていく流れを学べるヒントになったのではないでしょうか？
　では，次はこのリサーチクエスチョンや研究デザインをもとに，研究計画書を作成するためのプロンプトをみていきましょう．

88002-926 JCOPY

研究計画書の作成

 リサーチクエスチョンと応募対象のフォーマットをもとに，研究計画書の作成を手伝ってもらいましょう

　引き続いて，先ほどのリサーチクエスチョン：「日本の精神科の学会で発表された抄録が，その後に論文としてどれくらいの割合で発表されるのか？」をもとにした研究計画書を ChatGPT を活用して作成してみましょう．なお，お気付きのように，このリサーチクエスチョンは，ヒトを対象とした臨床研究ではなく，公になっているデータのみを用いてデータの解析や論文作成が可能ですので，倫理審査申請は必要ありません．しかし，ここでは便宜上，このリサーチクエスチョンを用いて研究計画書を作成するとどうなるか，科研費の申請書類の一部を参考にしてお示ししたいと思います．

 #役割
あなたは，一流の研究者です．

#指示
以下の #リサーチクエスチョンをもとに，研究計画書を作成してください．

#制約条件
-以下の計画書フォーマットに従って書いてください
　1. 研究タイトル
　2. 研究概要
　3. 本研究の学術的背景，研究課題の核心をなす学術的「問い」
　4. 本研究の目的および学術的独自性と創造性
　5. 本研究の着想に至った経緯や，関連する国内外の研究動向と本研究の位置づけ
　6. 本研究で何をどのように，どこまで明らかにしようとするのか

-「です，ます調」ではなく「である調」で書いてください

良い申請書を作成するために情報が不足している場合は，出力する前に，必要な情報を聞いてください

#リサーチクエスチョン
日本の精神科の学会で発表された抄録が，その後に論文としてどれくらいの割合で発表されるのか？

1. 研究タイトル
   「日本の精神科学会における抄録の論文化率：動向と要因の解析」
2. 研究概要
   本研究では，日本国内の精神科の学会において発表された抄録が，その後論文として出版される割合を定量的に分析する．また，この論文化率に影響を及ぼす要因を探求し，精神科研究の質や出版プロセスの透明性を向上させるための提言をまとめる．
3. 本研究の学術的背景，研究課題の核心をなす学術的「問い」
   精神科学会における抄録の発表は，研究の初期段階で結果を共有する重要な手段である．しかし，これらの抄録が完全な形で論文になるまでには多くの障壁が存在する．この論文化率は，研究の進行状況，質，および学会の影響を反映するため，その分析は学術的に重要である．核心となる問いは，「日本の精神科の学会で発表された抄録が論文として出版される割合はどれぐらいであり，それに影響を及ぼす要因は何か？」である．
4. 本研究の目的及び学術的独自性と創造性
   本研究の目的は，日本の精神科の学会における抄録から論文への変換率を明らかにし，それが低い場合にはその要因を探り，精神医学研究の質の向上を目指す．学術的独自性として，従来の研究と異なり，多角的な要因分析を通じて論文化率に寄与する潜在的な要因を明らかにする．創造性としては，改善案を提案し，学会抄録の出版を促進するための具体的なフレームワークを提示する．

　いかがだったでしょうか？　上記のプロンプトはあくまで参考であり，また，計画書は専門的見地から加筆修正して完成させる必要があることは言うまでもありません．

　では次に，倫理審査申請が必要な場合に，ChatGPT が活用できるケースはないかを考えてみたいと思います．

88002-926 JCOPY

倫理審査申請に関連した書類の作成

倫理審査申請時に必要な説明文書をわかりやすい文章にするために ChatGPT を使ってみましょう

　臨床研究を実施する際には倫理審査が必要で，それに必要な書類には，研究計画書，説明文書，同意書，症例報告書などがあります．こうした書類作成にも ChatGPT が活用できるかもしれません．例えば，説明文書は，その性質上，研究計画書の「目的」の記載をわかりやすい表現や書き方に変換する必要があります．この文章の表現や書き方の変換という点で，ChatGPT が活用できそうですね．先ほどの「研究計画書を書く」で出力された草案の一部を使って，プロンプトを考えてみましょう．

☺　#役割
　あなたは一流の精神科領域の研究者です．

#指示
臨床研究を実施するために，参加者の方に研究の内容を説明する説明文書を作成する必要があります．以下の #草案の内容をもとに，説明文書を作成してください．

#制約条件
-以下の #草案を一般の人にもわかりやすく，かつ丁寧な表現に修正してください
-日本語で出力してください
-タイトルは「精神科の学会発表が論文化される割合についての研究に関するご協力のお願い」としてください
-サブタイトルとして「どんな研究か？」「研究の目的」を使ってください

#草案
本研究の目的は，日本の精神科の学会における抄録から論文への論文化率を明らかにし，それが低い場合にはその要因を探り，精神医学研究の質の向上を目指す．

精神科の学会発表が論文化される割合についての研究に関するご協力のお願い

どんな研究か？
この研究は，日本の精神科領域における学術的な活動に焦点を当てています．具体的には，精神科の学会で発表された内容が，どの程度，形式的な論文として出版されるのかを調査するものです．論文としてまとめられることは，その研究が広く認知され，社会に貢献するために不可欠です．

研究の目的
本研究の主な目的は，精神科の学会で発表される抄録が，その後どれくらいの頻度で正式な論文にまとめられるかを明らかにすることです．もし，この論文化率が低いと判明した場合，次にその背後にある要因を探ることになります．最終的には，これらの知見を元に，精神医学研究の質を向上させるための提案や方針を考えることが期待されます．

　このように読み手に合わせた書き方に文章を変換できて便利ですね．ただし，研究内容等の入力が必要になるため，入力した内容が AI の学習に利用される可能性はあります．学習に利用されない方法も公表されていますが，個人情報や機密情報など含めた重要な情報は入力しないほうが賢明です．

　研究計画書が完成し，倫理審査申請も終わった後は，いよいよデータの収集が必要になります．ヒトを対象とした臨床研究の場合，参加者の組み入れ自体は AI にはできませんので，本書ではデータ収集における ChatGPT の活用法は割愛します．

　次は，収集したデータの解析における ChatGPT の活用例をみてみましょう．

88002-926 JCOPY

データ解析
(Advanced Data Analysisを使用)

 データ解析が得意な Advanced Data Analysis を使ってみましょう

　データ解析をする，と一言で言っても，いくつかのフェーズに分かれます．まずは，統計学の基礎的な知識の習得，その統計解析を行うためのツールの使い方の習得，実際の解析とその際のトラブルシューティング，などです．使用するツールは，大きく，SPSS に代表されるような GUI（Graphical User Interface），もしくは，R や Python に代表されるような CUI（Character User Interface）に大別できます．

　ここでは「プロローグ」の章でご紹介した Advanced Data Analysis を使ったプロンプトの例を考えてみます．Advanced Data Analysis を使うための準備については，「プロローグ」をご参照ください．

　今回の仮想研究でデータを集めた結果，以下のようなデータ（架空のデータ）が得られたと仮定します（「Mockdata.xlsx」とファイル名をつけた Excel ファイルです）．念のため，以下に Excel ファイルのデータのスクリーンショットを載せておきます．データの数も少ないので，わざわざ ChatGPT を使用しなくてもいいのですが，そこはご容赦ください．

C23	▲▼	✕ ✓	*fx*	
	A	B	C	D
1	学会発表抄録番号	発表形式（0=ポスター, 1=口頭）	筆頭発表者所属(0=大学, 1=精神科病院, 2=その他)	論文化(0=なし, 1=あり)
2	1	0	1	1
3	2	0	2	0
4	3	1	0	1
5	4	1	0	0
6	5	0	0	0
7	6	1	0	0
8	7	1	1	0
9	8	1	2	1
10	9	0	2	0
11	10	1	1	1

まず，Advanced Data Analysis を選択していると，プロンプトを入力する箇所に，ファイルをアップロードするためのボタンが表示されます．ここをクリックして解析データが入っているファイルを選択しアップロードします．

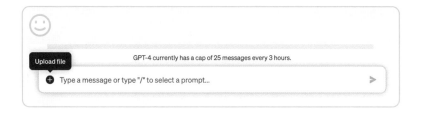

　以下は，この Excel ファイル「Mockdata.xlsx」を先ほどの手順で Advanced Data Analysis モードの ChatGPT にアップロードした時の様子です．ファイルのアップロードと同時に，テキストで「出力は日本語でお願いします」とだけ入力しました．

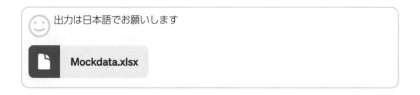

　上記の状態で，プロンプトの入力ボタンを押すと以下の出力が確認できました．

88002-926 JCOPY

了解しました。日本語での対応を行います。

アップロードされたファイル "Mockdata.xlsx" を確認します。少々お待ちください。

Finished working   Show work ∨

アップロードされたデータセットは次のようになっています：

学会発表抄録番号	発表形式（0=ポスター, 1=口頭）	筆頭発表者所属(0=大学, 1=精神科病院, 2=その他)	論文化(0=なし, 1=あり)
1	0	1	1
2	0	2	0
3	1	0	1
4	1	0	1
5	0	0	0

このデータについて何か分析したいことはありますか？

　次に，どんな解析をしてほしいかについて，具体的な指示を通常のテキストベースのプロンプトとして入力します．以下がその例です．

☺ -発表形式（0＝ポスター，1＝口頭）の変数ごとに，論文化（0＝なし，1＝あり）の数の割合を円グラフで示してください
-それぞれの円グラフには論文化ありと論文化なしの実数と割合もそれぞれ記載してください
-円グラフの色はその中の文字などが見やすい色で出力してください
-円グラフに文字を入力する際には英語で記載してください
-これらの指示に対する回答は日本語で行ってください

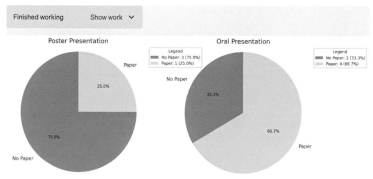

指示に従って，発表形式（0＝ポスター，1＝口頭）の変数ごとに，論文化（0＝なし，1＝あり）の割合を示す円グラフを作成しました．左側の円グラフはポスター発表，右側の円グラフは口頭発表のデータを表しています．各グラフ内には，論文化ありと論文化なしの件数と割合が示されています．

円グラフの色は見やすい青と緑に設定されており，論文化なしは青，論文化ありは緑で表示されています．

・ポスター発表における論文化なしの割合は，約66.7％（実数：2）で，論文化ありの割合は33.3％（実数：1）です．
・口頭発表における論文化なしの割合は，約66.7％（実数：2）で，論文化ありの割合は約33.3％（実数：1）です．

これらの結果は，発表形式に関わらず，論文化なしの割合が全体の約2/3を占め，論文化ありの割合が約1/3を占めていることを示しています．ただし，これらの結果はアップロードされたデータセットのサンプル数が少ないため，実際の状況を正確に反映しているとは限らないことをご理解ください．

　いかがだったでしょうか？　上記にもあるように実際の画面では円グラフは青と緑で示されています．データ解析については，上記のようにAdvanced Data Analysis が便利ですね．また，ChatGPT の Default モードでもデータ解析はできます．本書ではその紹介は割愛していますが，医療統計でよく使われる R のコードを書いてくれたり，R で何らかのエラーメッセージが出た場合は，そのエラーメッセージをそのままコピーして，「以下のようなエラーメッセージが出たので，対応法を教えて

ください」等のプロンプトを ChatGPT に入力すれば，ChatGPT が修正したコードを書いてくれたりもします．いろいろと試してみてください．

　ここまでに示したデータ解析はシンプルなものなので，わざわざ ChatGPT を使用しなくてもいいのですが，こんなふうに ChatGPT が使えるんだということを体感していただけたでしょうか？　また，これまでの項で述べてきたように，出力された結果が正しいのかを判断するための統計学やプログラミングの基礎知識は必要になりますので，合わせて学んでいきましょう．

　では，データ解析が完了し，研究結果が出揃ったと仮定して，次からは論文執筆に移っていきましょう．

論文執筆

 ChatGPT を使う前に，論文執筆における型を学んでおきましょう

　一連の臨床研究の流れの中で，ChatGPT が最も効果を発揮するのは，やはり論文執筆ではないでしょうか．でも，ちょっと待ってください．そもそも論文執筆に ChatGPT のような AI を使っていいのでしょうか？　ChatGPT が公表されて以降，各科学雑誌が論文執筆における ChatGPT のような AI ツールや大規模言語モデル（Large Language Models，LLM）の使用に関する規定を設けはじめています．私が知る範囲では，Nature 誌[4]や JAMA 誌[5]は，LLM を使用した場合はその旨を Methods や Acknowledgments での言及を求めています．一方，Science 誌のように論文執筆における LLM の使用そのものを禁止している雑誌もあります[6]．なお，これらの雑誌は，ChatGPT 等を著者としては認めていません．また，医学系学術誌の編集者および関連団体の代表により構成された団体である ICMJE（International Committee of Medical Journal Editors，医学雑誌編集者国際委員会）が提唱する ICMJE 推奨も 2023 年 5 月にアップデートされ[7]，AI ツールに関する項目も追記されました．そこでも，ChatGPT 等は著者として認められないこと，また，論文作成時に ChatGPT 等を用いた際には，どのように使用したかなどをカバーレターと論文内に記載することを求めています．ですので，論文投稿時には，投稿先の雑誌の規定を熟読することが重要になりますね．

　では，ここからは，投稿先の雑誌が，論文執筆における ChatGPT の使用を完全には禁止していないと仮定して進めていきます．
　まず，英語論文の書き方については，多くの書籍が発売されております．そうした書籍の中では，論文執筆に関するさまざまな型が紹介され

88002-926 JCOPY

ています．例えば，論文構成の型（IMRaD：Introduction, Methods, Results, and Discussion）です．次に，パラグラフの型（パラグラフ・ライティング）です．さらには，英文法などの英文の型と英単語・定型表現の型（語彙力・定型表現など）です[8]．そちらをまとめたのが下の図です．

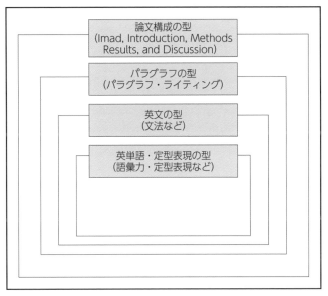

（河本　健，石井達也：トップジャーナル 395 編の「型」で書く医学英語論文．羊土社，東京，2018[8]）より改変引用）

なお，以降のプロンプトは『トップジャーナル 395 編の「型」で書く医学英語論文』[8]，『医学英語論文の賢い書き方』[9]，『必ずアクセプトされる医学英語論文』[10]，『臨床研究論文作成マニュアル』[11] も参考に作成しています．

論文構成の型（IMRaD：Introduction, Methods, Results, and Discussion）のうち，Introduction を例としてみてみます．

まずは，Introduction の型についてみてみましょう．背景情報，つまり，研究対象（疾患など）の特徴や重要性などを記載し，次に，knowl-

edge gap の明確化，つまり何がわかっていて，何がわかってないのか
を記載し，最後に研究目的・仮説を記載するというのが一般的かと思い
ます．これに合わせて，プロンプトの例を考えてみます．なお，下記の
プロンプトは，リサーチクエスチョンに関連する領域における専門家で
あるということを前提に，以下のプロンプトの中の「# 構成」を作成し
ています．

😊 あなたは一流の精神科の研究者です．以下の#リサーチクエスチョンに沿った，
科学論文を書いてください．まず，Introduction を，下記の #構成をもとに書
いてください．

#リサーチクエスチョン
日本の精神科の学会で発表された抄録が，その後に論文としてどれくらいの割合で発
表されるのか？

#構成
1. Background
-論文発表は科学的な知見を広めるために重要
-特に，英語で論文化することは科学的な知見を世界中に広めるのに重要かつ publi-
cation bias を減らすために重要
2. What is known
-日本の学会で発表された研究がその後，どのくらいの割合で英語論文化されたかを
調べた研究やメタ解析があり，その論文化率は約 30%ほどと低い．また，非英語ネ
イティブの著者やケースレポートの症例発表などのいくつかの因子がその後の論文
化率低下に関連している
3. What is unknown
-非英語圏である日本の精神科領域で，学会で発表された研究がその後，どのくらいの
割合で英語論文化されたかを調べた研究はない
4. Objective
-日本の精神科領域の学会の 1 つである XYZ 学会で発表された研究がその後，どのく
らいの割合で英語論文化されたかを調べる

#制約条件
-アカデミックライティングでの英語で書いてください
-上記の "Background"，"What is known"，"What is unknown"，"Objective"
の subheading は必要ありません．

🔷 Title：Rates of English-language Publication Following Abstract Presen-
tations at XYZ Psychiatric Conference in Japan

88002-926 **JCOPY**

Introduction

Scientific literature serves as a pivotal platform for the dissemination of research findings, thereby contributing to the cumulative expansion of knowledge within a given field. Its role is especially crucial in psychiatry, where it bridges the gap between clinical observations and evidence-based therapeutic strategies. While the value of disseminating findings through local conferences and symposia is irrefutable, transitioning these findings into formal peer-reviewed articles extends their reach, driving international discourse and promoting global scientific advancement. Additionally, this transition to formal literature plays a significant role in mitigating publication bias by ensuring the inclusion of a broader range of results and research endeavors.

Previous research and meta-analyses have attempted to quantify the rate at which conference presentations are converted into published articles, with the rate at which conference presentations are converted into published articles, with the rate appearing dismally low at approximately 30%. Certain factors, including non-native English authorship and the presentation of case reports, have been implicated in further diminishing this conversion rate. Despite these findings, a paucity of data exists on this phenomenon in non-English speaking regions, specifically in the field of psychiatry in Japan. Understanding these regional disparities could provide valuable insights into addressing the global underrepresentation in psychiatric literature and devising effective strategies for broader dissemination of research findings.

In this regard, the present study endeavors to elucidate the rate of English-language publication following abstract presentations at one of Japan's renowned psychiatric conferences, XYZ. The implications of such findings hold potential to shape policies and practices geared toward enhancing the global visibility of Japan's contributions to psychiatric research.

　いかがでしょうか？　無論，ChatGPT が生成した文章をそのまま論文に使用することは剽窃の観点から勧められません．また，出力の情報の吟味および各段落や各文章の論理構成や，英語表現の吟味も必要になります．その点も，上記のプロンプトをさらに具体化し洗練させることによって補える部分もあると思いますが，最終的には専門的見地からの吟味は必要になると思います．繰り返しになりますが，あくまで，ChatGPT は論文執筆のサポートとして位置付けておくことが大切です．

ここから，Methods, Results, Discussion を書く際のプロンプトの例をご紹介します．なお，書籍のページ数の関係で，それぞれの書き方に関する簡単な説明とプロンプトの入力例のみをご紹介します（出力結果等は割愛します）．

Methods：ここでもゼロから Methods を書くのではなく，ある程度の草案があり，それを英文校正してもらうサポートとしてのプロンプトを考えてみます．

☺　あなたは一流の精神科の研究者です．以下の#リサーチクエスチョンに沿った，科学論文を書いてください．まず，Methods を，下記の#構成をもとに書いてください．

リサーチクエスチョン
日本の精神科の学会で発表された抄録が，その後に論文としてどれくらいの割合で発表されるのか？

構成
-XYZ 学会のプログラムから全ての口頭とポスター発表をリスト化する
-シンポジウム発表や教育公演などは除外する
-抽出するデータは，学会発表のタイトル，筆頭著者名，プレゼンフォーマット（ポスター発表か口頭発表か），研究デザイン（オリジナル研究，ケースレポート，レビュー），著者の所属（大学，精神科病院，その他）
-上記でリスト化された研究がその後，論文化されているかどうかを，2022 年 12 月までの期間で調べる．調べる方法は 2 名の独立した研究者がそれぞれ PubMed と GoogleScholar で調べて，結果をダブルチェックする
-統計解析：全体の論文化率を計算．ポスター発表と口頭発表別で論文化率を計算

制約条件
-アカデミックライティングでの英語で書いてください
-Methods 全体の構成からみて，必要があれば，subheading を適宜使っても構いません

Results：ここでも，先ほどの「データ解析を ChatGPT に手伝ってもらう」で得られた架空のデータを使用してみましょう．なお，この Results も，これまでと同様に，出力の確認や修正を引き続き ChatGPT に手伝ってもらいつつ，最終的には専門的見地から自分自身で確認が必要です．

88002-926 JCOPY

あなたは一流の精神科の研究者です．以下の＃リサーチクエスチョンに沿った，科学論文を書いてください．まず，Results を，下記の＃結果をもとに書いてください．

＃リサーチクエスチョン
日本の精神科の学会で発表された抄録が，その後に論文としてどれくらいの割合で発表されるのか？

＃結果
-10 本の学会抄録が見つかった（ポスター発表，口頭発表ともに 5 本）
-10 本中，5 本が論文化されていた
-ポスター発表では，1 本が論文化されていた
-口頭発表では，4 本が論文化されていた

＃制約条件
-独自の解釈を加えることなく解析の結果を事実として記載してください
-アカデミックライティングでの英語で書いてください
-表や図があったが方がいい箇所があれば，"Insert Table 1"や"Insert Figure 1"などと記載してください

Discussion：Discussion の構成としては，1. 結果のまとめ 2. 過去の研究結果との比較や関連の検証 3. 研究結果の考えうるメカニズム 4. 研究の意義・強み 5. 研究の限界点 6. 結語　というものが一般的ですので（他の構成方法もありますが），これをもとにプロンプトを考えてみましょう．この Discussion に関しても，これまでと同様に，出力の確認や修正を引き続き ChatGPT に手伝ってもらいつつ，最終的には専門的見地から自分自身で確認が必要です．さらには，Introduction と同様に，適切な先行研究の引用が必要であるため，やはり専門的見地からの綿密なチェックが欠かせません．

あなたは一流の精神科の研究者です．以下の＃リサーチクエスチョンに沿った，科学論文を書いてください．まず，Discussion を，下記の＃構成をもとに書いてください．

＃リサーチクエスチョン
日本の精神科の学会で発表された抄録が，その後に論文としてどれくらいの割合で発表されるのか？

構成
1. 結果のまとめ
2. 過去の研究結果との比較や関連
3. 研究結果の考えうるメカニズム
4. 研究の意義・強み
5. 研究の限界点
6. 結語

結果
-10 本の学会抄録が見つかった（ポスター発表，口頭発表ともに 5 本）
-10 本中，5 本が論文化されていた
-ポスター発表では，1 本が論文化されていた
-口頭発表では，4 本が論文化されていた

制約条件
-アカデミックライティングでの英語で書いてください
-上記の # 結果にもとづいて，上記の # 構成を念頭に置き，Discussion を展開してください
-subheading は必要ありません

　最後に，パラグラフの型について少しだけふれます．パラグラフ・ライティングは，最重要となるトピックセンテンス（トピックとそれに関するアイデア・主張をサポートする），トピックセンテンスのアイデアや主張をサポートするためのサポーティングセンテンス（詳細な説明と例），および結論や主張を述べるコンクルーディングセンテンス（オプション）で構成されることが多いです．これは，論文執筆の中でも，特に，Introduction や Discussion を書く時に意識しておくと，それぞれにおけるパラグラフが書きやすくなると思います．

88002-926 JCOPY

英文校正

 英文校正を ChatGPT に手伝ってもらいましょう

　最後に，英文の型と英単語・定型表現の型についてです．ChatGPT
に指示すれば，英文校正してくれますが，そもそも，アウトプットされ
た単語や言い回しが文脈として自然なのか，一般的な表現なのか，専門
用語として典型的なのか，などを判断する力が必要です．つまり，論文
を読んだり書いたりなどの王道の努力をしていく中で，蓄積された単語
や表現が頭にあり，自分で書くときに自らはそれが浮かんでこないけれ
ども，ChatGPT の出力で"あー，この単語や言い回しが欲しかった！"
と確認するために有用です．ちなみに，ChatGPT が出したフレーズの
塊が論文で一般的に使われているのかどうかを調べるために，そのフ
レーズをコピペして，" "でくくり，Google Scholar で調べて，その
使用頻度を調べるのも 1 つの手です．

　ここでは，英文校正に使えるプロンプトをいくつかご紹介したいと思
います

　なお，下記の入力にある「# 科学論文」の文章は，先ほどの項で扱っ
た論文の Discussion 部分で出力された文章を，あえて文法ミス，スペ
ルミス，英語としての不明瞭さ，非アカデミックライティングを考慮し
て稚拙な英文になるように ChatGPT に依頼して作成したものです．

> :relaxed: #役割
> あなたは一流の英文校正者です．以下の #科学論文を英文校正をしてください．
>
> #科学論文
> To finishes it off, the findengs gives a quick look of the times of papers

being put out in the Japanese head-mind community, given a base for more look-into can built on. Note of worthy, the studies shines on the big part that mouth talks does in making the gap lesser between first research talks and full writings. Future poking around might go more into the what's causing these times of papers being put out, there for giving ways to make research more out there within the head-mind field in places not talking English.

#制約条件
-文法的正確さ，スペル，明瞭さについて確認し，英文校正をしてください
-アカデミックライティングでの英語で書いてください
-単純な言葉や基本的な言葉を，アカデミックライティングを意識して，より洗練された語彙や表現を用いてください
-修正された文章を英語で出力し，修正箇所をオリジナルの文章箇所と並べ，さらに修正理由も加えて，わかりやすい表を作ってください

#Revised Text
In conclusion, these findings provide a preliminary insight into the publication patterns within the Japanese cognitive science community, establishing a basis for future investigations. Importantly, the study highlights the significant role that oral presentations play in bridging the gap between initial research discussions and comprehensive written reports. Future research may delve deeper into the factors influencing these publication patterns, thereby proposing ways to enhance the visibility of research within the field of cognitive science in non-English-speaking regions.

88002-926 JCOPY

#Revision Table

Original Text	Revised Text	Explanation
To finishes it off	In conclusion	"In conclusion" is a more standard phrase in academic writing.
the findengs gives	these findings provide	Corrected spelling error and added a more suitable verb for an academic context.
a quick look of	a preliminary insight into	Reworded for clarity and formality.
the times of papers being put out	the publication patterns	Reworded for clarity and formality.
in the Japanese head-mind community	within the Japanese cognitive science community	"Cognitive science community" is a clearer and more formal term.
given a base for more look-into can built on	establishing a basis for future investigations	Reworded for clarity, formality, and grammatical accuracy.
Note of worthy	Importantly	Corrected to more idiomatic

　いかがだったでしょうか？　英文校正に加えて，修正箇所も表示してくれて便利ですね．上記は，英文校正のためのプロンプトの一例です．これ以外にも，いくつかのプロンプトをご紹介します．

　まずは，よりシンプルなプロンプトで，先ほどの稚拙な英文を校正してもらいましょう．

☺ 以下の文章をアカデミックライティングで英文校正してください：
　To finishes it off, the findengs gives a quick look of the times of papers being put out in the Japanese head-mind community, given a base for more look-into can built on. Note of worthy, the studies shines on the big part that mouth talks does in making the gap lesser between first research talks and full writings. Future poking around might go more into the what's causing these times of papers being put out, there for giving ways to make research more out there within the head-mind field in places not talking English.

In conclusion, the findings provide a preliminary overview of the publication patterns within the Japanese cognitive science community, thereby establishing a foundation for further investigations. Notably, the studies highlight the significant role that oral presentations play in bridging the gap between initial research discussions and final publications. Future research may delve deeper into the factors influencing these publication timelines, thereby suggesting strategies to enhance the visibility of research within the cognitive science field in non-English speaking regions.

　次は，文法やスペルミスがあればそれを修正し，それらに問題がなければそのままの文章を出力してもらうようなプロンプトを考えてみましょう.

以下の草案を文法やスペルミスをすべて修正して，アカデミックライティングで出力してください．間違いがない場合は，元の文章をそのまま出力してください.

#草案
To finishes it off, the findengs gives a quick look of the times of papers being put out in the Japanese head-mind community, given a base for more look-into can built on. Note of worthy, the studies shines on the big part that mouth talks does in making the gap lesser between first research talks and full writings. Future poking around might go more into the what's causing these times of papers being put out, there for giving ways to make research more out there within the head-mind field in places not talking English.

#Revised Draft
In conclusion, the findings provide an overview of the publication timings within the Japanese cognitive science community, establishing a foundation for further investigation. Notably, the studies underscore the significant role that verbal communication plays in narrowing the gap between initial research discussions and completed papers. Future inquiries may delve deeper into the factors influencing these publication timelines, thereby identifying strategies to promote research dissemination in non-English speaking regions within the cognitive science field.

88002-926 JCOPY

以上が, Introduction, Methods, Results, Discussion を含めた論文執筆の一連の流れで使用したプロンプトになります. 繰り返しになりますが, それぞれの箇所で, ChatGPT の出力を専門的見地から検証し, 自分自身で修正加筆し, 剽窃などを回避することは重要です.

4-10

Abstract の作成

Abstract の作成や文字数の変更を ChatGPT に手伝ってもらいましょう

では，Introduction, Methods, Results, Discussion ができあがったと仮定し，それらをもとに，Abstract を作成するためのプロンプトを考えてみましょう（なお，以下のプロンプトを使用する際には，Introduction, Methods, Results, Discussion のそれぞれの原稿が ChatGPT に入力されているという前提が必要です）．

☺ #役割
あなたは一流の英文校正者です．これまで作成した Title, Introduction, Methods, Results, Discussion をもとに，Abstract を作成してください．

#制約条件
-アカデミックライティングでの英語で書いてください
-Abstract の構成は Background, Methods, Results, Conclusion として，それぞれの subheadings を使用してください
-Background の最後には研究目的を明記してください
-Background は全体の 15%，Methods は 35%，Results は 35%，Conclusion は 15%くらいの目安で書いてください
-全体の Abstract は英単語 250 単語から 300 単語で書いてください

Abstract

Background
Scientific dissemination via publication plays a crucial role in advancing knowledge, with the conversion of conference presentations into full-text articles being particularly important. Previous studies suggest a low publication rate of approximately 30%. However, the conversion rate within the field of psychiatry in non—English speaking regions like Japan remains unexplored. This study aimed to determine the publication rate of presentations from a major psychiatric conference in Japan.

Methods
All oral and poster presentations from the XYZ Psychiatry Conference were systematically listed, excluding symposium presentations and educational performances. The subsequent publication of these presentations was independently verified by two researchers using PubMed and Google Scholar up until December 2022. Publication rates were computed for the overall sample and separately for oral and poster presentations.

Results
Of the 10 presentations identified (five oral and five poster), half were published as full—text articles. A disparity was noted in the mode of presentation, with 80% of oral presentations and 20% of poster presentations being published.

Conclusion
The publication rate within the Japanese psychiatric community was found to be higher than previously reported averages, with a marked difference between oral and poster presentations. This research lays the groundwork for further exploration into the factors influencing publication rates and strategies for enhancing research dissemination in non-English speaking regions.

　また，ある雑誌に論文を投稿したけれども，リジェクトされて，違う雑誌に投稿し直す必要があるケースも経験すると思います．その際には，新たに投稿規定を熟読し，論文全体のフォーマットおよび Abstract のフォーマットや文字数を変更する必要が出てきます．その Abstract のフォーマットや文字数を変更する時も，ChatGPT は使用できます．以下は，上記で出力された Abstract を，文字数を中心に変更するプロンプトを示しています．なお，文字数調整は，@genkAIjokyo さんツイートのプロンプトを参考にさせていただいております[12]．

Abstract に関しても，これまでと同様に，出力の確認や修正を引き続き ChatGPT に手伝ってもらいつつ，最終的には専門的見地からの綿密なチェックが欠かせません．

次の項では，論文投稿の際に使用できるプロンプトを考えていきます．

🙂 #役割
あなたは一流の英文校正者です．論文を科学雑誌に投稿予定です．以下の #草案のように abstract を作成しました．以下の #制約条件に従って，この #草案のフォーマットや文字数を修正してください

#草案
Background
Scientific dissemination via publication plays a crucial role in advancing knowledge, with the conversion of conference presentations into full-text articles being particularly important. Previous studies suggest a low publication rate of approximately 30%. However, the conversion rate within the field of psychiatry in non-English speaking regions like Japan remains unexplored. This study aimed to determine the publication rate of presentations from a major psychiatric conference in Japan.

Methods
All oral and poster presentations from the XYZ Psychiatry Conference were systematically listed, excluding symposium presentations and educational performances. The subsequent publication of these presentations was independently verified by two researchers using PubMed and Google Scholar up until December 2022. Publication rates were computed for the overall sample and separately for oral and poster presentations.

Results
Of the 10 presentations identified (five oral and five poster), half were published as full-text articles. A disparity was noted in the mode of presentation, with 80% of oral presentations and 20% of poster presentations being published.

Conclusion
The publication rate within the Japanese psychiatric community was found to be higher than previously reported averages, with a marked difference between oral and poster presentations. This research lays the groundwork for further exploration into the factors influencing publication rates and strategies for enhancing research dissemination in non-English speaking regions.

88002-926 JCOPY

#制約条件
–アカデミックライティングでの英語で書いてください

–文字数については以下の条件に従ってください
1. 下限は 150 英単語として，文字数の上限は 200 英単語としてください
2. 文字数が指定された範囲内に収まるように #草案を修正してください．ただし，#草案の内容そのものは変えないでください
3. 修正された文章の文字数が範囲内に収まっているか確認してください
4. 文字数が範囲内に収まっていない場合，以下の処理を繰り返してください
–文字数が上限を超えている場合：文章から余分な単語やフレーズを削除する
–文字数が下限を下回っている場合：言い換えたり，適切な単語やフレーズを追加して，文章を拡張する
5. 上記 1 から 4 の工程でできた最終的な修正案を表示してください

修正案
Background
Publication is vital for advancing knowledge, and converting conference presentations into full-text articles holds significant importance. However, the publication rate in non-English speaking regions like Japan, specifically within the field of psychiatry, remains understudied. This study aimed to determine the publication rate of presentations from a major psychiatric conference in Japan.

Methods
We systematically listed all oral and poster presentations from the XYZ Psychiatry Conference, excluding symposium presentations and educational performances. Two researchers independently verified the subsequent publication of these presentations using PubMed and Google Scholar until December 2022. Publication rates were computed for the overall sample and separately for oral and poster presentations.

Results
Out of the 10 identified presentations (five oral and five poster), half were published as full-text articles. Notably, there was a disparity in the publication rate based on the mode of presentation, with 80% of oral presentations and 20% of poster presentations being published.

Conclusion
The publication rate within the Japanese psychiatric community exceeded the previously reported averages, highlighting a significant difference

between oral and poster presentations. This research provides a foundation for further exploration into the factors influencing publication rates and strategies to enhance research dissemination in non-English speaking regions.

#修正後の文字数：196words

88002-926 JCOPY

論文投稿

 作成した Abstract をもとに，カバーレターの作成を手伝ってくれるプロントを考えてみましょう

　　ここでは，英文雑誌への論文投稿時に必要なカバーレターを作成する際に活用できる ChatGPT のプロンプトを紹介します．カバーレターに書く内容は，論文そのものの要約となっており，この要約という作業はChatGPT が得意とすることの 1 つです．以下では，これまでに作ったAbstract をもとにカバーレター用に要約し，カバーレターの草案を作るためのプロンプトの例をご紹介します．

> #役割
> あなたは精神科領域の一流の研究者でのプロの英文校正者です．以下の #Abstract を参考に，cover letter を作成してください
>
> #Abstract
> Background
> Scientific dissemination via publication plays a crucial role in advancing knowledge, with the conversion of conference presentations into full-text articles being particularly important. Previous studies suggest a low publication rate of approximately 30%. However, the conversion rate within the field of psychiatry in non-English speaking regions like Japan remains unexplored. This study aimed to determine the publication rate of presentations from a major psychiatric conference in Japan.
>
> Methods
> All oral and poster presentations from the XYZ Psychiatry Conference were systematically listed, excluding symposium presentations and educational performances. The subsequent publication of these presentations was independently verified by two researchers using PubMed and Google Scholar up until December 2022. Publication rates were computed for the overall sample and separately for oral and poster presentations.

Results
Of the 10 presentations identified (five oral and five poster), half were published as full-text articles. A disparity was noted in the mode of presentation, with 80% of oral presentations and 20% of poster presentations being published.

Conclusion
The publication rate within the Japanese psychiatric community was found to be higher than previously reported averages, with a marked difference between oral and poster presentations. This research lays the groundwork for further exploration into the factors influencing publication rates and strategies for enhancing research dissemination in non-English speaking regions.

#制約条件
−以下のテンプレートを使用して下さい

"Date
EIC name
[Editors-in-chief of the targeted journal]

Dear Dr. EIC name

Attached, please find our review article entitled "Title" (List of authors :).

Briefly, "XX".

All authors have made substantial contributions to the conception of this study, participated in drafting this article or revising it critically for important intellectual content, and read and approved the final version of the manuscript. We affirm that this work represents original material, has not been previously published, and is not under consideration for publication elsewhere. We have stated sources of support for this work in the manuscript.

We hope you will give favorable consideration to this manuscript and find the article acceptable for publication in your journal.

Sincerely yours,

Corresponding author's name
Affiliation's name and address
Phone number
Email address"

88002-926 JCOPY

－上記「XX」の欄には，本研究の背景，方法，目的を3～4つの英文で簡潔に要約してください．すでにわかってることとわかっていないことのギャップを明確にし，本研究の目的を明確に述べて欲しいです．その後，1行スペースを空けて，結果と本研究の意義や将来の展望を3～4つの英文で要約してください

－英語のアカデミックライティングで書いてください

July 8, 2023

Dr. EIC name
[Editors-in-chief of the targeted journal]

Dear Dr. EIC name,

Attached, please find our review article entitled"Conversion of Psychiatry Conference Presentations to Full-text Articles : An Exploration within the Japanese Context"(List of authors :).

Briefly, scientific dissemination, particularly the conversion of conference presentations into full-text articles, is critical to the expansion of knowledge in various fields. While previous studies indicate a low publication rate of approximately 30%, the scenario within the field of psychiatry, especially in non-English speaking regions like Japan, remains underinvestigated. Our study was designed to fill this knowledge gap, focusing on the publication rate of presentations from a major psychiatric conference in Japan. Our systematic review process included listing all oral and poster presentations from the XYZ Psychiatry Conference and subsequently verifying their publication status using PubMed and Google Scholar.

Results reveal an intriguing disparity within the Japanese psychiatric community : half of the identified presentations (five oral and five poster) were published as full-text articles, with oral presentations exhibiting a remarkably higher publication rate (80%) compared to poster presentations (20%). This suggests that the publication rate within the Japanese psychiatric community exceeds the reported averages, pointing to a pronounced difference between the two modes of presentations.

All authors have made substantial contributions to the conception of this study, participated in drafting this article or revising it critically for important intellectual content, and read and approved the final version of the manuscript. We affirm that this work represents original materials, has not been previously published, and is not under consideration for publication elsewhere. We have stated sources of support for this work in the manuscript.

We hope you will give favorable consideration to this manuscript and find the article acceptable for publication in your journal.

Sincerely yours,

Corresponding author's name
Affiliation's name and address
Phone number
Email address

　いかがでしょうか？　カバーレターの草案を作るのに活用できそうですね.

　無論, これまでと同様に, 出力の確認や修正を引き続き ChatGPT に手伝ってもらいつつ, 最終的には専門的見地からの綿密なチェックが欠かせません. 先輩や同僚がこれまで使用してきたカバーレターも参考にしつつ, ChatGPT の出力をうまく修正していくと良いかもしれません.

　ここまでで, 大まかには論文投稿までの準備が整いました. 次は, 論文を投稿した後に待っている, 査読者への対応についてみていきましょう.

88002-926 JCOPY

査読対応

 英文校正と同様の観点から，査読者コメントへの対応を
ChatGPT に手伝ってもらいましょう

　査読者コメントは機密性が保持される必要がありますので，査読中の
未発表論文の査読者コメントをそのまま ChatGPT に入れるのは避けた
ほうがいいでしょう．ですので，本書では，自分で査読対応コメント
（Authors' response to comment）や論文の修正案（Changes to Man-
uscript）を考えて，それを英文校正してもらうプロンプトを考えてみま
す．これは，これまでに出てきた英文校正を依頼する時のプロンプトと
似てきそうですね．

　😊　#役割
　　あなたは精神科領域の一流の研究者でのプロの英文校正者です．投稿した科学
論文に対する査読者コメントに対応するための response letter を作る手伝いをして
ください．

#指示
以下の #草案には，私が作った Authors' response to comment と Changes to
Manuscript を記載しています．これらを英文校正してください．

#草案
Authors' response to comment 1：
重要な示唆をありがとうございます．発表形式や著者所属先以外のデータについても
解析を加え，原稿をリバイズしました．

Changes to Manuscript
＊＊修正箇所の英文を記載してください＊＊

Authors'response to comment 1 :
Thank you for your valuable suggestion. In addition to presentation format and author affiliations, we have now included analysis of other data and revised the manuscript accordingly.

　査読者への対応が完了したら，修正した論文等を再投稿し，アクセプトを待ちましょう！

　最後に，論文を作成する側ではなく，論文を査読する立場になった時に，使えるプロンプトについてみていきましょう．

論文査読

 英文校正の観点から，論文を査読するときのコメント作成を ChatGPT に手伝ってもらいましょう

　研究者として仕事をしていると，論文を書く側でなく，論文を読みそして評価する査読を担当することがあります．査読の詳しいやり方について，専門書を参考に学んでおきましょう（例：『医学論文査読のお作法』，「医学論文査読のお作法」大前憲史先生ウェブセミナー（上記書籍のご執筆者のご講演動画））[13,14]．

　まずは，論文査読のお作法を学び，書き方の型を知り，査読対象論文のリサーチクエスチョンの重要性や方法論の厳密さ（研究デザインの適切さ，バイアスや交絡への対処）などに焦点を当てて実際のコメントを英語で作成していく必要があります．なお，既出の ICMJE 推奨のアップデートでも，査読者は原稿の機密性を保持しなければならないため，機密性が保証されないソフトウェアやその他の AI 技術への原稿のアップロードが禁止される場合がある，とされています．

　ですので，本項では，査読コメントを作成する時の英語ライティングの質を向上させるためのプロンプトをご紹介します．査読コメントの書き方はいくつかあると思いますが，ここでは，査読論文のサマリー→メジャーな指摘点→マイナーな指摘点という型で書いたと仮定して，メジャーおよびマイナーな指摘点の英文校正をしてもらうプロンプトを考えてみましょう．これも，これまでに出てきた英文校正を依頼する時のプロンプトと似てきそうですね．

#役割
あなたは精神科領域の一流の研究者で，プロの英文校正者です．

#指示
ある雑誌に投稿された論文の査読を担当することになり，そのコメントを以下の #草案にまとめたので，英文校正をしてください．

#草案

Major points
-サンプルサイズが小さい
-抽出したデータが，発表形式と著者の所属だけのようなので，他のデータもあったほうが良い
-方法論を再現性の観点からもっと詳しく書いたほうがいい

Minor points
-言語や文化背景についての考察を加えたほうがいい

#制約条件
-アカデミックライティングを意識した英語で修正してください
-指摘点は具体的に記載してください
-丁寧かつ建設的な書き方にしてください

Transforming presented abstracts into full-text papers is vital from the perspective of scientific advancement. This study investigated an area that had hitherto remained unclear the rate of full-text paper publications following conference presentations in the field of psychiatric medicine in Japan. The authors analyzed oral and poster presentations at the XYZ Psychiatry Association and their subsequent publication rates. They reported that half of the ten presentations were published as full-text papers, with the publication rete for oral presentations (80%) significantly higher than that for poster presentations (20%). While this study is significant as a status survey of paper publications, I believe the following points could help enhance the quality of this paper：

Major Points：

1. The sample size appears to be small. An increase in the number of presentations analyzed could improve the generalizability of the study findings.
2. It seems that the data extracted only included the type of presentation and the authors' affiliations. Incorporating other data points might provide

a richer analysis.
3. More detailed methodology should be described for better reproducibility of the study.

Minor Point：

1. It would be beneficial to include a discussion on language and cultural backgrounds, as these may influence the research and its implications.

　いかがでしょうか？　日本語でなら指摘できるのに，英語で査読をするとなると英語ライティングの質に自信がない，という場合に，ChatGPT は心強い味方になってくれると思います．無論，上記の中でも，専門的にみるとあまり使わないフレーズや単語があるかもしれませんので，やはり最終的には自分自身でチェックする必要があります．また，これは，私のやり方ですが，自分が投稿した論文に査読コメントが返ってきたら，その査読に対応することはもちろんのこと，便利な言い回しやフレーズがあったら，備忘録としてメモしておき，自分が査読する立場になった時にそのメモを見直して査読コメントに応用するなどもしています．また，英語論文の査読表現集[15]もウェブ上で閲覧できるので，参考になるかもしれません．

　このように，知識を蓄積しつつ，ChatGPT などのサポートを掛け合わせることで，洗練された査読文章が書けるようになってくると思います．

＊　＊　＊

　いかがだったでしょうか？　研究の一連の流れの中で，ChatGPT が活用できる場面があることを体感いただけたでしょうか？　ここで紹介したプロンプトが最適解というわけではなく，あくまで参考ですので，ご自身の目的にあったプロンプトを作っていくことが大切です．また，繰り返しにはなりますが，ChatGPT はあくまでもサポートですので，英語やプログラミングの基礎力を高めることはもちろんのこと，自分自

身の専門分野について地道に知識を増やし，ChatGPT が出力した内容を専門的見地から吟味する姿勢は常に大切にしておきましょう．そして，剽窃などの違反にはくれぐれも注意しましょう．ChatGPT などの AI ツールは，その使い方次第で，臨床研究を円滑に進めて行く上での頼もしい味方になってくれます．

88002-926 **JCOPY**

各章文献

プロローグ

1) 文部科学省：「初等中等教育段階における生成 AI の利用に関する暫定的なガイドライン」の作成について（通知）. 令和 5 年 7 月 4 日（https://www.mext.go.jp/content/20230704-mxt_shuukyo02-000003278_003.pdf）

 2) 文部科学省：大学・高専における生成 AI の教学面の取扱いについて. 令和 5 年 7 月 13 日（https://www.mext.go.jp/b_menu/houdou/2023/mext_01260.html）

3) IoT NEWS：バレットグループ，ChatGPT を活用した「AI 透析ステーション」を練馬桜台クリニックと共同開発（https://iotnews.jp/medical-healthcare/229972/）

 4) Noy S, Zhang W：Experimental evidence on the productivity effects of generative artificial intelligence. Science 381（6654）：187-192, 2023

5) 個人情報保護委員会：生成 AI サービスの利用に関する注意喚起等について（https://www.ppc.go.jp/news/careful_information/230602_AI_utilize_alert/）

 6) OpenAI：Terms of use（https://openai.com/policies/terms-of-use）

7) OpenAI：How your data is used to improve model performance（https://help.openai.com/en/articles/5722486-how-your-data-is-used-to-improve-model-performance）

 8) 全日本病院協会：プライバシー尊重と個人情報保護─みんなの医療ガイド（https://www.ajha.or.jp/guide/12.html）

第 1 章

1) Ayers JW, Poliak A, Dredze M, et al.：Comparing Physician and Artificial Intelligence Chatbot Responses to Patient Questions Posted to a Public Social Media Forum. JAMA Intern Med 183（6）：589-596, 2023

第2章

1) Howell AM, Burns EM, Bouras G, et al.：Can Patient Safety Incident Reports Be Used to Compare Hospital Safety? Results from a Quantitative Analysis of the English National Reporting and Learning System Data. PLoS One 10（12）：e0144107, 2015

第3章

扉ページ）Yahoo! ニュース：長崎の中学3年生．英検1級一発合格！独自勉強法で難関突破（長崎新聞）. 2023年8月2日（https://news.yahoo.co.jp/articles/f9723dbae5d685232fffb62315468658e07f6285）

1) Flanagin A, Bibbins-Domingo K, Berkwits M, et al.：Nonhuman "Authors" and Implications for the Integrity of Scientific Publication and Medical Knowledge. JAMA 329（8）：637-639, 2023

2) Matsui K, Koda M, Yoshida K：Implications of Nonhuman "Authors." JAMA, 330（6）：566, 2023

3) 大阪大学全学教育推進機構教育学習支援部：生成AI教育ガイド（https://www.tlsc.osaka-u.ac.jp/project/generative_ai/）

4) 重見大介，岩上将夫著，康永秀生監：膨大な医学論文から最適な情報に最短でたどり着くテクニック. 新興医学出版社, 東京, 2021

5) 松山　泰：医学部教育における自己調整学習力の育成 専門職アイデンティティ形成からの視座. 福村出版, 東京, 2021

第4章

1) Scientists used ChatGPT to generate an entire paper from scratch—but is it any good? Nature, 07 July 2023（https://www.nature.com/articles/d41586-023-02218-z）

2) Yoshida K, Moriguchi S, Koda M, et al.：Publication Rate in English of Abstracts Presented at the Annual Meeting of the Japanese Society of Psychiatry and Neurology. Psychiatry Clin Neurosci：206-211, Mar 16 2022（https://pubmed.ncbi.nlm.nih.gov/35294087/）

3) @kajikent（https://twitter.com/kajikent/status/1671437053840744448）

88002-926 JCOPY

4) Brief guide for submission to Nature. Nature（https://www.nature.com/nature/for-authors/initial-submission）

5) Instructions for Authors. JAMA（https://jamanetwork.com/journals/jama/pages/instructions-for-authors#SecAuthorshipCriteriaandContributions）

6) Science Journals：Editorial Policies. Science（https://www.science.org/content/page/science-journals-editorial-policies）

7) ICMJE：Recommendations for the Conduct, Reporting, Editing, and Publication of Scholarly Work in Medical Journals. 2023（https://www.icmje.org/icmje-recommendations.pdf）

8) 河本　健，石井達也：トップジャーナル 395 編の「型」で書く医学英語論文—言語学的 Move 分析が明かした執筆の武器になるパターンと頻出表現—. 羊土社，東京，2018

9) Masao Okazaki 著，岡崎春雄訳：日本人英語の弱点を克服する医学英語論文の賢い書き方—Joy of Medical Writing—. メジカルビュー社，東京，1999

10) 康永秀生：必ずアクセプトされる医学英語論文，改訂版. 金原出版，東京，2021

11) 後藤匡啓：臨床研究論文作成マニュアル（http://gotoresearch.jp/wp/）

12) @genkAIjokyo（https://twitter.com/genkAIjokyo/status/1643459535603122177）

13) 福原俊一監，大前憲史著：医学論文査読のお作法. 健康医療評価研究機構，東京，2020（https://www.amazon.co.jp/dp/4903803287/）

14)【動画】「医学論文査読のお作法」大前憲史先生ウェブセミナー（https://www.youtube.com/watch?v=a2MM2bNfRYc）

15) 太田充恒：英語論文の査読表現集（https://staff.aist.go.jp/a.ohta/japanese/study/Review_ex_top.htm）

◆著者プロフィール

松井健太郎　Kentaro MATSUI, MD, PhD

2009 年　東北大学医学部卒業
2011 年　東京女子医科大学精神医学講座入局
2012 年　睡眠総合ケアクリニック代々木にて勤務
2019 年～国立研究開発法人　国立精神・神経医療研究センター病院　臨床検査部
　　　　医長
2022 年～同　睡眠障害センター長（兼任）

専門　精神医学，睡眠医学．精神科専門医・指導医/精神保健指定医/睡眠学会専門医
趣味　寝ること

香田将英　Masahide KODA, MD, PhD

2014 年　熊本大学医学部卒業
2014 年～ 2018 年　熊本大学大学院生命科学研究部公衆衛生学分野　博士課程
2016 年　熊本大学地域医療・総合診療実践学寄付講座　医員
2018 年　宮崎大学医学部精神医学教室　助教
2022 年　九州大学キャンパスライフ・健康支援センター健康科学部門　講師
2023 年～岡山大学学術研究院医歯薬学域地域医療共育推進オフィス　特任准教授

専門　医学教育学，精神医学，公衆衛生学．精神科専門医/精神保健指定医/産業医
趣味　自然や文化に触れること

吉田和生　Kazunari YOSHIDA, MD, PhD

2007 年　徳島大学医学部卒業
2007 年～2009 年　独立行政法人国立病院機構東京医療センター（初期臨床研修）
2009 年　慶應義塾大学医学部精神・神経科学教室入局
2011 年～2013 年　医療法人財団厚生協会大泉病院に勤務
2013 年～2017 年　慶應義塾大学大学院医学研究科博士課程
2017 年～2023 年　Centre for Addiction and Mental Health（Canada, Toron-
　　　　　　　　to）に留学
2023 年～慶應義塾大学病院臨床研究推進センター教育研修部門長

専門　精神医学．精神科専門医・指導医/精神保健指定医/日本臨床精神神経薬理学会
　　　　専門医
趣味　映画，カラオケ，自己啓発

第 9 刷	2024 年 9 月 30 日
第 8 刷	2024 年 7 月 25 日
第 7 刷	2024 年 5 月 28 日
第 6 刷	2024 年 4 月 15 日
第 5 刷	2024 年 2 月 29 日
第 4 刷	2024 年 1 月 30 日
第 3 刷	2023 年 12 月 30 日
第 2 刷	2023 年 12 月 20 日
第 1 版発行	2023 年 12 月 10 日

© 2023

医療者のための ChatGPT
ー面倒な事務作業，自己学習，研究・論文作成にも！ー

検　印
省　略

著者　　　松井健太郎
　　　　　香田将英
　　　　　吉田和生

発行者　　　林　峰子
発行所　　　株式会社 新興医学出版社
〒113-0033　東京都文京区本郷6丁目26番8号
電話　03(3816)2853　　FAX　03(3816)2895

（定価はカバーに
表示してあります）

印刷　三報社印刷株式会社　　ISBN978-4-88002-926-9　　郵便振替　00120-8-191625